Gabriele Grünebaum

Unser Weg zum Wunschkind

Gabriele Grünebaum

Unser Weg zum Wunschkind

humboldt

Bibliografische Information der Deutschen Nationalbibliothek
Die Deutsche Nationalbibliothek verzeichnet diese Publikation in der Deutschen Nationalbibliografie; detaillierte bibliografische Daten sind im Internet über http://dnb.ddb.de abrufbar.

ISBN 978-3-89994-203-3

Die Autorin: Gabriele Grünebaum ist Medizinjournalistin und Buchautorin. Sie hat sich als Expertin rund um das Thema Schwangerschaft und Kinder einen Namen gemacht.

Originalausgabe

Ein Imprint der Schlüterschen Verlagsgesellschaft mbH & Co. KG,
Hans-Böckler-Allee 7, 30173 Hannover
www.schluetersche.de
www.humboldt.de

Lektorat:	Michael Fruhstorfer, Leipzig
Covergestaltung:	DSP Zeitgeist GmbH, Ettlingen
Innengestaltung:	akuSatz Andrea Kunkel, Stuttgart
Titelfoto:	Getty
Satz:	PER Medien+Marketing GmbH, Braunschweig
Druck:	Artpress Druckerei GmbH, A-6600 Höfen

Gedruckt auf Papier aus nachhaltiger Forstwirtschaft.

Inhalt

Vorwort

Seit Menschengedenken gibt es Paare, die sich trotz eines Kinderwunsches nicht fortpflanzen können. Über Tausende von Jahren stellten die Menschen magische, mehr oder weniger hilfreiche Mixturen her, um ihre Fruchtbarkeitsstörungen zu überwinden. Neben Götterbeschwörungen und Wallfahrten gehörten auch die verschiedensten Fruchtbarkeitsriten zu den oft verzweifelten Versuchen, Nachkommen zu zeugen. Während die Wissenschaft rasche Fortschritte gemacht hat, seitdem die griechischen Ärzte vor mehr als 2500 Jahren glaubten, dass der Samen im Gehirn entsteht, hat sich kaum etwas daran geändert, wie sehr es die Menschen (be)trifft, wenn sie sich nicht fortpflanzen können.

Man schätzt, dass mehr als zwei Millionen Paare in Deutschland ungewollt kinderlos sind. Bei jedem siebten Paar gibt es Probleme bei der Erfüllung des Kinderwunsches.

Aus den allmonatlichen Erwartungen und Hoffnungen, dass es diesmal geklappt hat, kann recht bald Stress und Anspannung werden, die Zuversicht weicht der Resignation und dem Gefühl des Versagens. Bei vielen Paaren steigt der Leidensdruck, und die Lebensqualität sinkt durch den nicht erfüllten Kinderwunsch deutlich.

„Jedes Paar hat das Recht auf ein Kind."

Diese Forderung stellte die Weltgesundheitsorganisation (WHO) 1990 auf. Kinderlosigkeit zu akzeptieren, ist nicht einfach, wenn der Wunsch nach einem eigenen Kind groß ist. Und viele Paare suchen nach längeren vergeblichen Versuchen alternative Möglichkeiten, um doch noch ein eigenes Kind zu bekommen.

Die assistierte Fortpflanzungsmedizin ist ein noch recht junger Zweig der Medizin. Sie ist in der Lage, vielen Paaren, die früher keine Chancen auf eigenen Nachwuchs hatten, zu einem eigenen leiblichen Kind zu verhelfen.

In diesem kleinen Ratgeber können Sie sich über die Vorgänge, die normalerweise für eine gesunde Schwangerschaft notwendig sind, informieren, über die Probleme, wenn es damit nicht klappen sollte und über die medizinischen, rechtlichen und finanziellen Aspekte, die im Rahmen einer Fruchtbarkeitsbehandlung beachtet werden müssen.

Gabriele Grünebaum

Die ungestörte Fortpflanzung

Um zu verstehen, warum es mit dem Schwangerwerden nicht immer klappt, ist es wichtig zu wissen, wie eine ungestörte Fortpflanzung funktioniert.

Um ein Kind auf normalem Wege zu zeugen, sind eine Frau und ein Mann notwendig, die miteinander Geschlechtsverkehr haben.

Bei einer geschlechtsreifen Frau, das heißt nach dem Eintreten der ersten Monatsblutung, reifen in einem Zyklus, der durchschnittlich etwa 28 Tage dauert, zunächst mehrere Eizellen heran, von denen aber meist nur eine einzige vollständig ausreift. Die Eizellen sind eingebettet in einem mit Flüssigkeit gefüllten Eibläschen, dem Follikel. Etwa am 12. bis 14. Tag, also in der Mitte eines Zyklus, wenn der Follikel eine Größe von mindestens 20 Millimeter erreicht hat, trennt sich die Eizelle vom Eibläschen, es kommt zum Eisprung (Ovulation). Die Eizelle ist nun – und nur jetzt – für etwa 12 bis 24 Stunden befruchtungsfähig. Sie wird von einem der beiden Eileiter aufgenommen und wandert zur Gebärmutter. Befinden sich nach einem Geschlechtsverkehr befruchtungsfähige Samenfäden im Eileiter, so kann es dort zu einer Befruchtung kommen. Wenn die Eizelle nicht befruchtet wird, geht sie bei der nächsten Menstruationsblutung zugrunde.

Haben sich Eizelle und Spermium vereint, beginnt mit der Zellteilung die Entwicklung des neuen Menschen. Die befruchtete Eizelle wird nun Embryo genannt und wandert in die Gebärmutter, um sich dort einzunisten und dort weiter zu wachsen.

Nach dem Eisprung entwickelt sich aus dem Rest des Follikels der Gelbkörper (Corpus luteum), der im Falle einer Schwangerschaft wichtige Funktionen übernimmt.

Alle Eizellen einer Frau sind schon bei der Geburt angelegt. Während der fortpflanzungsfähigen Phase reifen die Eizellen nach und nach. Im Zusammenhang damit werden verschiedene Geschlechtshormone gebildet, die den komplizierten Vorgang rund um die Fortpflanzung steuern.

Ein Zyklus dauert durchschnittlich 28 Tage, wobei immer vom ersten Tag der letzten Menstruation bis zum ersten Tag der nächsten Menstruation gezählt wird.

Die für die Fortpflanzung wichtigen Hormone werden aus dem Zwischenhirn gesteuert und dort, in den Eierstöcken und in der Hypophyse gebildet.

Gonadotropin-Releasing-Hormon (GnRH)

In der Schaltzentrale, dem Hypothalamus, wird das **G**o**n**adotropin-**R**eleasing-**H**ormon freigesetzt, welches die Ausschüttung zweier wichtiger Sexualhormone, der beiden Gonadotropine LH und FSH steuert.

Luteinisierendes Hormon (LH)

Das **l**uteinisierende **H**ormon ist bei beiden Geschlechtern für die Reifung und Produktion der Geschlechtszellen zuständig, bei der Frau für die Ovulation, beim Mann für die Spermienreifung. Es ist dafür verantwortlich, in der Mitte des Zyklus den Eisprung auszulösen.

Follikelstimulierendes Hormon (FSH)

Das **f**ollikel**s**timulierende **H**ormon wird in den ersten 14 Tagen des Zyklus ausgeschüttet und führt bei der Frau zum Follikelwachstum und zur Follikelreifung in den Eierstöcken.

Östrogene

Die Östrogene, auch Follikelhormone genannt, werden überwiegend in den Eierstöcken, im Follikel und im Gelbkörper produziert; sie fördern die Reifung einer befruchtungsfähigen Eizelle und die gute Durchblutung der Gebärmutterschleimhaut. Die Östrogene signalisieren der Hypophyse die Eizellreife und lösen damit indirekt den Eisprung aus.

Progesteron (Gelbkörperhormon)

Der Gelbkörper, der nach dem Eisprung aus dem Follikel entstanden ist, produziert das für eine Schwangerschaft wichtige Progesteron oder Gelbkörperhormon. Das Progesteron lockert die Gebärmutterschleimhaut auf und schafft so gute Bedingungen für eine Einnistung des Embryos; es signalisiert zudem den Eierstöcken, dass erst einmal kein weiterer Eisprung erfolgen soll.

Humanes Choriongonadotropin (hCG)

Kurz nachdem sich der Embryo in die Gebärmutter eingenistet hat, bildet er das Schwangerschaftshormon hCG, das **h**umane **C**horion**g**onadotropin. Das hCG ist mit einem Schwangerschaftstest etwa ab dem 14. Tag nach der Befruchtung im Urin oder Blut nachweisbar. Bis etwa zum Zeitpunkt der 8. bis 10. Schwangerschaftswoche steigt die hCG-Konzentration an. hCG wird von einer gesunden Frau nur während einer Schwangerschaft produziert und ist somit ein wichtiger Indikator der Schwangerschaft. Deshalb wird bei den Schwangerschaftstests immer überprüft, ob dieses Hormon im Urin oder Blut zu finden ist.

Selbst geringste Störungen bei der Abstimmung der Hormone können eine Infertilität zur Folge haben.

Hormon	Wirkung bei der Frau	Wirkung beim Mann
GnRH (Gonadotropin-Releasing-Hormon)	stimuliert die Hypophyse (Hirnanhangdrüse)	
LH (luteinisierendes Hormon)	löst den Eisprung aus	ist beteiligt an der Bildung der Spermien
FSH (follikelstimulierendes Hormon)	stimuliert das Follikelwachstum	ist beteiligt an der Bildung der Spermien
hCG (humanes Choriongonadotropin)	stimuliert die Produktion des Gelbkörperhormons	
Östrogene	bauen die Gebärmutterschleimhaut auf	
Progesteron (Gelbkörperhormon)	bereitet die Gebärmutterschleimhaut auf die Einnistung vor	

Damit es zu einer Schwangerschaft kommen kann, ist es nicht nur nötig, dass die exakte Menge der notwendigen Hormone zur richtigen Zeit produziert wird, auch organisch muss alles funktionieren.

Die Rolle des Mannes

Die Spermien werden in den Hoden kontinuierlich und sogar bis ins hohe Alter gebildet. Einen so engen Zusammenhang zwischen Keimzellreifung und Hormonbildung wie bei der Frau gibt es beim Mann allerdings nicht.

Spermien entwickeln sich in den Samenkanälchen der Hoden und gelangen von dort in die Nebenhoden, wo sie endgültig reifen. Es handelt sich hierbei um einen Prozess, der etwa 72 Tage dauert. Beim gesunden Mann werden bis zu 100 Millionen Spermien pro Tag gebildet.

Ejakulation

In einem normalen Samenerguss (Ejakulation) befinden sich durchschnittlich etwa 300 Millionen Spermien. Beim Geschlechtsverkehr können nach dem Orgasmus des Mannes unter optimalen Voraussetzungen nur einige hundert Spermien bis in den Eileiter gelangen, wo sie schließlich auf die Eizelle treffen.

Falls zur richtigen Zeit und am richtigen Ort ein gesundes Spermium auf eine reife Eizelle trifft, kann es zu einer Befruchtung kommen.

X-Chromosomen und Y-Chromosomen

Alle Menschen haben zwei Geschlechtschromosomen, eines von der Mutter und eines vom Vater. Es gibt zwei verschiedene Chromosomen: das X- und das Y-Chromosom. Von der Kombination dieser Geschlechtschromosomen ist das Geschlecht eines Menschen abhängig. Alle weiblichen Zellen haben die Kombination XX, während die Männer die Kombination XY in sich tragen.

Eine Ausnahme gibt es dabei: Die Fortpflanzungszellen im menschlichen Körper haben nur ein einziges Geschlechtschromosom. Jede Eizelle trägt ein X-Chromosom, während es zwei verschiedene Arten von Spermien gibt, solche mit einem X-Chromosom und solche mit einem Y-Chromosom.

Bei der Befruchtung ergibt sich aus der Kombination von Eizelle und Spermium, ob der neue Mensch ein Junge oder ein Mädchen wird. Trifft ein Spermium mit einem Y-Chromosom auf eine Eizelle mit einem X-Chromosom, so entsteht daraus ein Junge (XY), trifft ein Spermium mit einem

X-Chromosom auf eine Eizelle mit einem X-Chromosom, so entsteht ein Mädchen (XX).

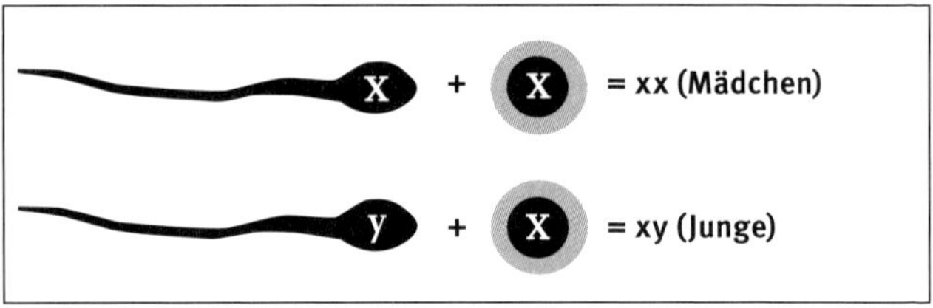

Die Befruchtung und der Zeitfaktor

Damit es zu einer Befruchtung kommt, müssen viele Faktoren aufeinander abgestimmt sein. Der Zeitfaktor ist wichtig:

Eine Eizelle kann ab dem Eisprung etwa 12 bis 24 Stunden lang befruchtet werden.

Eine Eizelle ist nach dem Eisprung, wenn sie sich im Eileiter auf den Weg gemacht hat, nur etwa 12 bis 24 Stunden lang für eine Befruchtung bereit.

Ein Spermium kann bis zu fünf Tage überleben.

Ein gesundes Spermium kann normalerweise nur wenige Stunden überdauern. Zur fruchtbaren Zeit allerdings, wenn die Gebärmutterhalsschleimhaut entsprechend bereit ist, können Spermien im entsprechenden Milieu in der Scheide bis zu fünf Tage überleben. Hierdurch ergibt sich eine fruchtbare Phase von etwa ein bis fünf Tagen.

Die günstigste Chance für eine Empfängnis liegt bei Frauen im Alter von etwa 23 Jahren. Bis zum 30. Lebensjahr nimmt dann die Fruchtbarkeit langsam ab und verringert sich ab der Mitte des 30. Lebensjahres deutlich. Die Wahrscheinlichkeit schwanger zu werden, ist bei einer 35-jährigen Frau ungefähr halb so hoch wie bei einer 20-jährigen Frau.

Bei Männern sieht das etwas anders aus. Ihre Fruchtbarkeit nimmt ab dem 40. Lebensjahr langsam ab. Männer können aber auch im hohen Alter noch zeugungsfähig sein.

Eine Befruchtung bedeutet noch keine Schwangerschaft

Eine Befruchtung bedeutet aber noch lange nicht, dass es zu einer Schwangerschaft kommt. Auch wenn eine Eizelle befruchtet ist, liegt noch ein weiter Weg vor ihr. Sie muss erst einmal den Weg in die Gebärmutter finden und kann sich dort nur unter optimalen Bedingungen, die von vielen verschiedenen Faktoren abhängig sind, einnisten.

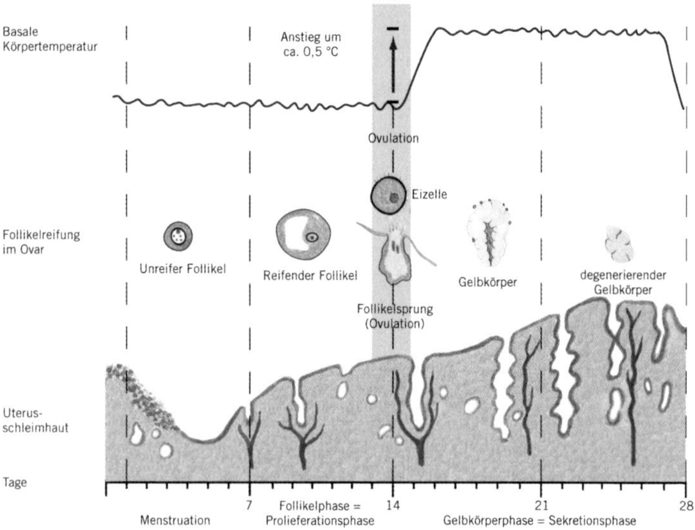

Darstellung der zeitlich parallel verlaufenden Vorgänge während des Menstruationszyklus.

Unfruchtbarkeit: Definition, Zahlen, Daten, Fakten

Jedes siebte Paar mit einem Kinderwunsch hat rein statistisch Probleme mit dem Schwanger-Werden. Die ab Seite 13 beschriebenen natürlichen Vorgänge führen bei etwa jedem 15. Paar nicht zu einer Schwangerschaft.

Unfruchtbar, infertil oder steril?

Bei geschlechtsreifen Paaren, die nicht verhüten und regelmäßig Geschlechtsverkehr haben, kommt es durchschnittlich mit 85-prozentiger Sicherheit innerhalb eines Jahres zur Schwangerschaft. Wenn ein Paar trotz regelmäßigem Geschlechtsverkehr innerhalb eines Jahres nicht schwanger wird, bezeichnet man es als unfruchtbar. Medizinisch unterscheidet man hierbei zwischen Sterilität, also der Unfähigkeit zur Empfängnis (Befruchtung), und Infertilität, also der Unfähigkeit, die Frucht auszutragen.

Es wird zwischen primärer und sekundärer Sterilität unterschieden. Primäre Sterilität liegt vor, wenn eine Frau trotz Kinderwunsch und regelmäßigem Geschlechtsverkehr innerhalb eines Jahres nicht schwanger wird, sekundäre

Sterilität nennt man die Unfähigkeit, nach bereits vorausgegangenen Schwangerschaften und Geburten nochmals schwanger zu werden.

Durchschnittlich liegen die Ursachen einer ungewollten Kinderlosigkeit zu etwa 30 Prozent beim Mann, zu etwa 30 Prozent bei der Frau und zu etwa 30 Prozent bei beiden. In etwa 10 Prozent der Fälle lässt sich die Ursache der Unfruchtbarkeit nicht ermitteln.

Wann gilt ein Paar als unfruchtbar?
Als unfruchtbar gilt ein Paar dann, wenn die Frau innerhalb eines Jahres, in dem sie regelmäßig ungeschützten Geschlechtsverkehr hatte, nicht schwanger geworden ist.

Definition der Weltgesundheitsorganisation

Unfruchtbar. Was nun? Was tun?

Falls es mit dem Kinderwunsch nicht wie geplant in einem angemessenen Zeitraum – je nach Alter der „Wunsch-"Eltern zwischen sechs Monaten und einem Jahr – klappt, ist es wichtig, dass das Paar miteinander spricht und sich über einige Dinge klar wird:

- Warum wünschen Sie sich ein Kind?
- Wie stark ist der Kinderwunsch?
- Ist der Kinderwunsch bei einem der Partner deutlich größer als beim anderen?
- Wer leidet mehr unter der Kinderlosigkeit?
- Was hat sich in Ihrem Leben seit der Unfruchtbarkeit verändert?
- Was bedeutet ein Kind oder der Kinderwunsch für die Partnerschaft?
- Sind sich die Partner einig über das weitere Vorgehen?
- Nehmen Sie Ihr Schicksal mehr oder weniger traurig oder gelassen hin?
- Sind Sie bereit, den Ursachen auf den Grund zu gehen?
- Sind Sie über die Möglichkeiten der assistierten Reproduktionstechniken informiert?
- Kommt eine Infertilitätstherapie in Frage?
- Wollen Sie unter allen Umständen eine Schwangerschaft erreichen?

<table>
<tr><th colspan="5">Ablaufschema Diagnostik</th></tr>
<tr><td colspan="5">Überweisung durch den Frauenarzt</td></tr>
<tr><td colspan="5">Erstgespräch</td></tr>
<tr><td colspan="3">Diagnostik bei der Frau</td><td colspan="2">Diagnostik beim Mann</td></tr>
<tr><td>Hormon-
status</td><td>Bauch-
spiegelung
Eileiter-
prüfung</td><td>Körperliche
Unter-
suchung</td><td rowspan="3">Spermio-
gramm</td><td rowspan="3">Körperliche
Unter-
suchung</td></tr>
<tr><td colspan="3">Besprechung der Befunde
und weiteres Vorgehen</td></tr>
<tr><td colspan="3">Entscheidung über Therapieplan</td></tr>
<tr><td colspan="2" rowspan="2">Zyklusüberwachung</td><td>Hormonelle
Stimulation</td><td colspan="2">Abgabe des Ejakulats</td></tr>
<tr><td>Eizell-
gewinnung</td><td colspan="2">Spermaaufbereitung</td></tr>
<tr><td>VZO
(Verkehr
zum
Optimum)</td><td>Insemina-
tion</td><td>Befruch-
tung IVF</td><td>Insemina-
tion</td><td>Befruch-
tung IVF
oder ICSI</td></tr>
<tr><td colspan="5">Überwachung der Gelbkörperphase</td></tr>
<tr><td colspan="5">Schwangerschaftstest</td></tr>
<tr><td colspan="5">Bei Schwangerschaft → Rücküberweisung zum Frauenarzt</td></tr>
</table>

- Haben Sie Angst vor der Therapie?
- Wie weit würden Sie im Rahmen einer Sterilitätsbehandlung gehen?
- Sind Sie bereit, hierfür die Prozeduren der künstlichen Befruchtung durchzustehen?
- Wären Sie auch bereit, mithilfe einer Samenspende eine Schwangerschaft zu erreichen?
- Kommt möglicherweise auch eine Adoption oder ein Pflegekind in Frage?
- Wie könnte Ihr Leben ohne ein Kind aussehen?

Nicht die medizinischen Möglichkeiten und Apparate sollten im Mittelpunkt einer Entscheidung, wie es weitergehen soll, stehen, sondern zu jedem Zeitpunkt das Paar selbst. Eine Sterilitätsbehandlung fordert nicht nur vom Einzelnen, sondern auch vom Paar selbst sehr viel Engagement, Kraft und Aufwand und daher immer auch eine intakte, vertrauensvolle Partnerschaft.

Der erste Arztbesuch

Die Weltgesundheitsorganisation (WHO) gibt an, dass ein Paar mindestens ein Jahr lang regelmäßig ungeschützten Geschlechtsverkehr haben sollte, bevor es davon ausgehen kann, unfruchtbar zu sein. Das bedeutet auch, dass man in der Regel mindestens ein Jahr lang abwarten kann, bevor man zu einem Arzt geht.

Falls aber die Frau schon älter ist (ab 35 Jahre) oder falls es Hinweise darauf gibt, dass die Fortpflanzungsorgane geschädigt sind, ist es ratsam, schon früher ärztliche Hilfe in Anspruch zu nehmen.

Wie beginnt eine Behandlung?

Meist wird der behandelnde Gynäkologe, wenn er nicht selbst darauf spezialisiert ist, einen Fachmann für Fortpflanzungsmedizin empfehlen.

Eine Sterilitätstherapie betrifft immer beide Partner. Da mehrere Fachleute mit unterschiedlichen Fachrichtungen auf diesem Gebiet zusammenarbeiten, haben sich diese Fachgruppen häufig in so genannten Kinderwunschzentren zusammengeschlossen. Diese haben den Vorteil, dass dort Gynäkologen, Genetiker, Urologen, Andrologen, Endokrinologen, Embryologen, Biologen und Psychologen zusammenarbeiten und alle notwendigen Labore und Operationsräume unter einem Dach zusammengefasst sind.

Wenn sich ein Paar erst einmal grundsätzlich für eine Behandlung entschieden hat, muss es ein Kinderwunschzentrum oder eine Klinik und vor allem einen Arzt des Vertrauens finden.

Informationsabend

Die meisten Kliniken, Zentren und Praxen, die sich auf die Behandlung der Infertilität spezialisiert haben, bieten Informationsabende an, an denen betroffene Paare unverbindlich teilnehmen können. So können sie die Ärzte, deren Vorgehensweise und medizinisches Spektrum kennenlernen. Dabei sollten Sie ruhig mehrere Informationsabende in verschiedenen Zentren besuchen, bis Sie ein Team gefunden haben, bei dem Sie sich wohlfühlen.

Das Deutsche IVF-Register (siehe Seite 127) sammelt die Daten aller in Deutschland zugelassenen reproduktionsmedizinischen Einrichtungen und kümmert sich um eine Qualitätskontrolle. Hier kann man erfahren, wie die derzeit durchschnittlichen Erfolgszahlen sind und wo die Probleme liegen.

Erstgespräch

Wenn sich das Paar dann für ein Zentrum entschieden hat, besteht der erste Termin meist in einem sehr ausführlichen Gespräch.

Der Arzt wird viele, auch intime Fragen stellen:

- Seit wann besteht das Problem?
- Waren Sie schon einmal schwanger?
- Sind schon einmal Fertilitätsbehandlungen durchgeführt worden? Wenn ja, welche?

- Wie leben Sie?
- Welche Erkrankungen gab es früher?
- Hatten Sie bereits Röteln oder sind Sie erfolgreich dagegen geimpft?
- Nehmen Sie prophylaktisch Folsäure ein (siehe Seite 77)?
- Wie häufig haben Sie Geschlechtsverkehr?
- Masturbiert der Mann? Wenn ja, wie häufig?
- Gibt es Probleme beim Erlangen und Aufrechterhalten einer Erektion?
- Gibt es einen vorzeitigen Samenerguss (Ejaculatio praecox)?
- Verwenden Sie Gleitmittel? Wenn ja, welche?

Es ist sinnvoll, schon beim ersten Gespräch alle verfügbaren Unterlagen über bisher durchgeführte Untersuchungen (auch Operations- und Untersuchungsberichte), Hormonbestimmungen, Eileiterdurchgängigkeitsprüfungen, Spermauntersuchungen und eventuell schon durchgeführte Behandlungen und Basaltemperaturkurven mitzubringen. So kann sich der Arzt schneller ein Bild machen und die weitere Vorgehensweise mit Ihnen besprechen. Die ersten Untersuchungen werden wahrscheinlich folgende drei grundlegende Komponenten enthalten:

- Nachweis einer normalen Ovulation (Eisprung)
- Beurteilung der Spermien
- Untersuchung der Anatomie der Fortpflanzungsorgane

Kontrollzyklus

Um herauszubekommen, ob die Frau einen normalen, regelmäßigen Eisprung hat, wird sich der Arzt während eines so genannten Kontrollzyklus einen Überblick verschaffen. Meist werden im Laufe des Zyklus drei Termine vereinbart, an denen verschiedene Kontrolluntersuchungen in der Praxis durchgeführt werden.

Zyklusbeginn

Zu Beginn des Zyklus, meist zwischen Tag 3 bis 5, wird der Zustand der Eierstöcke und der Gebärmutter mit einer Ultraschalluntersuchung überprüft und werden anhand einer Blutuntersuchung verschiedene Hormone gemessen.

Zyklusmitte

In der Mitte des Zyklus, etwa zwischen Tag 10 bis 12, wird der Verlauf der Eizellreifung mithilfe einer Ultraschalluntersuchung und einer Hormonbestimmung (Blutuntersuchung) überprüft. Gleichzeitig werden auch der Aufbau der Gebärmutterschleimhaut und die Bildung des Zervixschleimes (Mukus) beobachtet.

Ende des Zyklus

Etwa eine Woche nach dem Eisprung, typischerweise am 21. Zyklustag, wird noch einmal eine Blutuntersuchung durchgeführt, um den Verlauf der so genannten Gelbkörperphase zu kontrollieren. Zu diesem Zeitpunkt wird meist auch ein Abstrich aus dem Gebärmutterhals, der Scheide und der Harnröhre entnommen, um Infektionen auszuschließen, die die Fortpflanzung beeinträchtigen könnten, oder aber bei einem positiven Befund eine Therapie einzuleiten.

Nach Ablauf dieses Kontrollzyklus und wenn die Untersuchungsergebnisse einer Spermauntersuchung vorliegen, wird der Arzt einen Behandlungsplan erstellen, der eventuell auch der Krankenkasse vorgelegt werden muss.

Sterilität der Frau

Die häufigsten Ursachen für eine Sterilität der Frau sind

- Zyklusstörungen,
- Probleme mit den Eileitern oder der Gebärmutter und
- das Lebensalter.

Die Klinik wird versuchen, die Ursache der Sterilität zu finden, denn davon hängen die weiteren Therapieempfehlungen ab.

Lebensalter

Der Wunsch nach beruflicher Karriere und wirtschaftliche Gründe verschieben den Kinderwunsch vieler Frauen in eine Phase weit nach dem 23. Lebensjahr, in der die fruchtbarste Zeit vorüber ist. Mit höherem Alter der Frau nehmen die Probleme schwanger zu werden zu. Bei einer 37-jährigen Frau liegt die Wahrscheinlichkeit eines Fruchtbarkeitsproblems bei 25 Prozent, bei einer 41-jährigen Frau bei 50 Prozent und bei einer 43-jährigen Frau bei 75 Prozent.

Den größten Einfluss auf die weibliche Fruchtbarkeit haben Quantität und Qualität der Eizellen. Beides nimmt mit zunehmendem Lebensalter ab. Mit zunehmendem Lebensalter besteht ein erhöhtes Risiko dafür, dass die Eizellen zu wenige oder zu viele Chromosomen enthalten. Mit solchen abnormen Eizellen kann in vielen Fällen kein Befruchten, Einnisten oder Austragen in einer gesunden Schwangerschaft erreicht werden.

Körpergewicht

Das Körpergewicht spielt eine nicht zu vernachlässigende Rolle im Zusammenhang mit der Fruchtbarkeit. Es gibt Statistiken, die nahelegen, dass bei etwa zwölf Prozent der Frauen die Fruchtbarkeitsstörungen auf Über- oder Untergewicht zurückzuführen sind.

Extremes Untergewicht kann bei Frauen zu einer verminderten Produktion von Hormonen (z. B. von GnRH) führen, wodurch der Eisprung unregelmäßig werden und sogar völlig zum Erliegen kommen kann. Durch den niedrigen Hormonspiegel kann darüber hinaus die Aufnahmebereitschaft der Gebärmutterschleimhaut für eine befruchtete Eizelle beeinträchtigt sein.

Erhebliches Übergewicht kann eine Überproduktion von Insulin zur Folge haben, wodurch ein regelmäßiger Eisprung verhindert werden kann. Es besteht ein Zusammenhang zwischen Fettleibigkeit, übermäßiger Insulinproduktion und Fruchtbarkeitsstörung, der als Syndrom der polyzystischen Ovarien (PCO-Syndrom) bekannt ist (siehe Seite 36).

Zyklusstörungen und Eisprungprobleme

Bei bis zu 25 Prozent der Frauen mit einem unerfüllten Kinderwunsch ist ein hormonelles Problem für die Störung der Eizellreifung und die Eisprungunregelmäßigkeiten verantwortlich. In diesem Zusammenhang werden alle an der Hormonproduktion beteiligten Systeme überprüft: Hypothalamus, Hypophyse, Eierstöcke und andere hormonbildende Drüsen wie Schilddrüse und Nebennieren werden dabei untersucht.

Nicht immer kann die Ursache der Störungen gefunden werden, aber bei etwa 80 Prozent aller Frauen, die keinen regelmäßigen und natürlichen Eisprung haben, lässt sich dieser durch eine medikamentöse Therapie herbeiführen.

Hyperandrogenämie

Zu viele männliche Hormone (Androgene) können bei einer Frau zu Störungen der Eizellreifung bis hin zum Ausbleiben des Eisprungs führen.

Ein erhöhter Androgenspiegel im Blut wird als Hyperandrogenämie bezeichnet. Meist lässt sich die Ursache einer Androgenerhöhung nicht feststellen. Seltenere Ursachen einer Hyperandrogenämie sind Enzymdefekte, die die normale Produktion der Hormone beeinflussen, noch seltener ein Tumor.

Häufig ist die Hyperandrogenämie aber auch ein Symptom einer Erkrankung mit dem Namen PCO-Syndrom.

Syndrom der polyzystischen Ovarien (PCO-Syndrom)

Die häufigste hormonell bedingte Erkrankung geschlechtsreifer Frauen, die Zyklusstörungen und Infertilität zur Folge haben kann, ist das Syndrom der polyzystischen Ovarien (PCO-Syndrom). Allein in Deutschland sind vom PCO-Syndrom mehr als eine Million Frauen betroffen.

Frauen mit einem PCO-Syndrom haben zu viele männliche Hormone, was zu einer abnorm hohen Produktion von luteinisierendem Hormon (LH) und einer zu geringen Produktion von follikelstimulierendem Hormon (FSH) führen kann. Häufig sind dann bei Ultraschalluntersuchungen an den Eierstöcken zahlreiche unreife Follikel (Zysten) erkennbar, die sich nicht zu reifen Eizellen weiterentwickeln können. Polyzystisch bedeutet „mit vielen Zysten“ und beschreibt den Zustand der Eierstöcke (Ovarien), wobei aber nicht bei allen Frauen, die ein PCO-Syndrom haben, auch tatsächlich polzystische Ovarien vorkommen müssen.

Das PCO-Syndrom tritt bei übergewichtigen Frauen häufiger auf als bei normalgewichtigen. Umgekehrt haben etwa 70 Prozent der am PCO-Syndrom leidenden Frauen Übergewicht. Die Ursachen des PCO-Syndroms sind unklar.

Folgende Symptome sind bei einem PCO-Syndrom typisch:

- unregelmäßige oder gar keine Menstruation
- Vergrößerung der Eierstöcke (polyzystische Ovarien)
- übermäßige Gesichts- und Körperbehaarung
- fettige Haut
- Akne
- Übergewicht oder Fettleibigkeit

Bei vielen Frauen mit einem PCO-Syndrom liegt auch eine Störung im Insulinstoffwechsel vor. Wenn das von der Bauchspeicheldrüse gebildete Insulin nicht ausreichend an den Rezeptoren der zuckerverarbeitenden Gewebe wirkt, schüttet die Bauchspeicheldrüse mehr Insulin aus als normal, was zu Störungen der Funktion der Eierstöcke führen kann.

Von einem PCO-Syndrom spricht man, wenn mindestens zwei der drei folgenden Kriterien erfüllt sind:

- **Zyklusstörung**
  mit einer Oligomenorrhoe (Zyklus länger als 35 Tage) oder einer Amenorrhoe (höchstens ein Zyklus in sechs Monaten).
- **Erhöhung der männlichen Hormone**
  mit den äußeren Zeichen der erhöhten Bildung männlicher Hormone wie z. B. Akne, schütterem Haupthaar (Alopezie) oder einem männlichen Verteilungsmuster der Langhaare (Hirsutismus) nach Ausschluss anderer endokriner Erkrankungen.

- **Polyzystische Ovarien**
  wenn mindestens ein Eierstock ein Volumen von mindestens zehn Milliliter aufweist oder mindestens zwölf „Zysten“ mit einem Durchmesser von jeweils zwei bis neun Millimeter im Ultraschallbild zu erkennen sind.

Überproduktion des Hormons Prolaktin (Hyperprolaktinämie)

Bei etwa 20 Prozent aller Frauen, die keinen oder einen seltenen Eisprung haben, aber auch bei vielen anderen Frauen mit Fruchtbarkeitsproblemen, produziert die Hypophyse eine zu große Menge des Hormons Prolaktin. Dies nennt man Hyperprolaktinämie.

Das Hormon Prolaktin ist unter anderem auch für die Milchsekretion (Laktation) verantwortlich und wird während der Stillzeit in hohem Maße gebildet. Das hat zur Folge, dass während der Stillzeit die Eizellreifung und somit die Fruchtbarkeit deutlich eingeschränkt sind. Wenn also der Prolaktinspiegel erhöht ist, aber weder eine Schwangerschaft vorliegt noch gestillt wird, kann dies ein Grund für eine Sterilität sein.

Häufige Ursachen der Hyperprolaktinämie sind eine Störung der Schilddrüsenfunktion oder auch ein gutartiger Knoten in der Hypophyse.

Prolaktin ist aber auch ein bekanntes Stresshormon, das bei körperlicher oder auch seelischer Belastung ansteigt. Darüber hinaus gibt es eine ganze Reihe von Medikamenten, die einen Anstieg des Prolaktins zu Folge haben können.

Vorzeitige Menopause

Der Übergang von der fruchtbaren zur unfruchtbaren Phase (Menopause) im Leben einer Frau wird Wechseljahre oder Klimakterium genannt. Das durchschnittliche Lebensalter für den Eintritt in die Menopause liegt bei 51 Jahren. Geschieht dies bei Frauen unter 40 Jahren, spricht man von einer vorzeitigen Menopause. Eine vorzeitige Menopause, auch bekannt als vorzeitige Ovarialinsuffizienz (Premature Ovarian Failure, POF), kann auch schon bei Frauen im Alter von 20 Jahren vorkommen und wird bei ein bis vier Prozent der Frauen festgestellt. Beobachtungen haben gezeigt, dass die vorzeitige Menopause oft familiär gehäuft auftritt.

Die Symptome der vorzeitigen Menopause sind dieselben wie die der normalen Menopause: Die Regelblutung bleibt aus, Hitzewallungen, Schweißausbrüche, trockene Schleimhäute, Stimmungsschwankungen bis hin zur Depression treten auf, die Östrogene sind deutlich erniedrigt, LH und FSH sind stark erhöht. Während der vorzeitigen Menopause ist die Fruchtbarkeit erheblich gestört.

Störung der Hypophyse

Die Hypophyse produziert die Hormone LH und FSH, wenn sie entsprechende Signale vom Hypothalamus erhält. Es kann vorkommen, dass die Signale vom Hypothalamus gestört sind, so dass die Hormone LH und FSH nur noch in sehr geringen Mengen ausgeschüttet werden. Die Folge ist, dass keine Eizelle bis zur Sprungreife heranwächst. Stresssituationen, Essstörungen wie Magersucht oder Bulimie, aber auch ein Tumor können zu derartigen Störungen führen. Eine Störung der Hypophyse kann anhand einer Blutuntersuchung festgestellt werden.

Schilddrüsenprobleme

Funktionsstörungen der Schilddrüse können sich störend auf den hormonellen Ablauf des Ovarialzyklus auswirken. Besonders bei einer Unterfunktion der Schilddrüse (Hypothyreose) kann es zu unterschiedlich ausgeprägten Zyklusstörungen kommen. Je nach Ausprägung kann der Eisprung ausbleiben (anovulatorischer Zyklus) oder es können Blutungsstörungen bis hin zum völligen Ausbleiben der Menstruation auftreten.

Gelbkörperschwäche

Die Gelbkörperschwäche (Lutealinsuffizienz) ist keine eigene Erkrankung, sondern meist die Folge einer nicht optimalen Zellreifung und eines nicht optimalen Eisprungs, die verschiedene Ursachen haben können. Im Falle der so genannten

Gelbkörperschwäche produziert der Gelbkörper nicht genügend Gelbkörperhormone, was dazu führen kann, dass sich eine befruchtete Eizelle nicht in die Gebärmutter einnistet oder es zu einem frühen Abort kommt. Eine medikamentöse Unterstützung der Follikelreifung kann dieses Problem beseitigen.

Neben den verschiedenen hormonellen Störungen, die die Ursache der Kinderlosigkeit sein können, gibt es auch organische Störungen, die es einer Frau schwierig oder unmöglich machen, auf natürlichem Weg schwanger zu werden.

Probleme mit den Eileitern

Funktionstüchtige Eileiter sind für eine natürliche Fortpflanzung unabdingbar. Die in die Vagina ergossenen Spermien müssen durch den Gebärmutterhals und die Gebärmutter über den Eileiter zur Eizelle, und die im Eileiter befruchtete Eizelle muss von dort aus in die Gebärmutter gelangen.

Ist der Eileiter nicht durchgängig, können die Spermien die Eizelle oder kann die befruchtete Eizelle die Gebärmutter nicht erreichen. Etwa bei jeder dritten unfruchtbaren Frau werden Eileiterstörungen festgestellt. Häufig sind diese eine Folge von unbehandelten sexuell übertragbaren Erkrankungen (Geschlechtskrankheiten), von Vernarbungen nach Operationen, von entzündlichen Erkrankungen im Bereich des Beckens oder von einer Endometriose (siehe Seite 42).

Ein teilweise verschlossener Eileiter erhöht das Risiko einer Eileiterschwangerschaft, da der Transport einer befruchteten Eizelle zur Gebärmutter behindert ist. Es gibt verschiedene Untersuchungen, die feststellen können, ob die Eileiter durchgängig und funktionstüchtig sind (siehe Seite 52).

Wird bei einer solchen Untersuchung festgestellt, dass ein oder beide Eileiter verschlossen, beschädigt oder verklebt sind, so kann dies unter Umständen durch einen chirurgischen Eingriff behoben werden. Ein funktionierender Eileiter reicht aus, damit eine Frau schwanger werden kann.

Manchmal genügt schon die Untersuchung und Spülung der Eileiter mit einem Kontrastmittel, um Blockaden in den Eileitern zu lösen. Wenn allerdings operativ keine Besserung zu erwarten ist, bietet die In-vitro-Fertilisation eine gute Behandlungsalternative.

Endometriose

Endometriose ist eine gutartige, chronische Wucherung von Gebärmutterschleimhaut (Endometrium) außerhalb der Gebärmutter. Diese Wucherungen können in oder auf den Eierstöcken, den Eileitern, der Blase oder den Därmen auftreten. Endometriose-Gewebe unterliegt denselben zyklischen Veränderungen wie die Gebärmutterschleimhaut selbst. Weil das Gewebe zyklisch auch außerhalb der Gebärmutter während der Menstruation blutet, kann es zu sehr schmerzhaften, starken Monatsblutungen und zu Schmerzen während des Geschlechtsverkehrs kommen.

Man schätzt, dass etwa 10 bis 15 Prozent der Frauen im gebärfähigen Alter und beinahe die Hälfte aller Frauen mit Kinderwunsch Endometriose haben.

Eine leichte Endometriose hat selten Auswirkungen auf die Fruchtbarkeit. Eine schwere Endometriose hingegen kann die Wahrscheinlichkeit einer Schwangerschaft aus verschiedenen Gründen herabsetzen:

- Gewebewucherungen in und auf den Eileitern und an der Gebärmutter können Vernarbungen oder Verschlüsse verursachen.
- Endometriose in den Eierstöcken kann zur Bildung von Endometriose-Zysten führen, die die Eizellreifung behindern können.
- Aufgrund der Endometriose-Wucherungen können sich im Rahmen einer Immunreaktion des Körpers Zellen bilden, die das überschüssige Gewebe abbauen und dann unter Umständen auch Eizellen, Spermien oder Embryos zerstören.

Die Ursachen der Endometriose sind bis heute nicht geklärt. Mithilfe einer Bauchspiegelung (siehe Seite 53) kann eine Endometriose diagnostiziert und gegebenenfalls auch chirurgisch behandelt werden. Bei der Operation können die

Herde durch Koagulation (Verdampfung oder Verkochung) mit Hochfrequenzstrom, Hitze oder Laser zerstört oder herausgeschnitten werden. Es gibt auch die Möglichkeit einer medikamentösen Behandlung mit dem Ziel, die Aktivität der Endometriose zu senken, so dass eine Eizellreifung ungestörter ablaufen kann.

Verwachsungen

Verwachsungen und Narbenbildung im Bereich der Eierstöcke, Eileiter oder Gebärmutter sind zu etwa 25 bis 40 Prozent Ursache für eine Unfruchtbarkeit der Frau. Nach einem operativen Eingriff an der Gebärmutter wie z. B. nach einer Ausschabung kann es zu einer Verwachsung (Adhäsion) an der Innenseite der Gebärmutter kommen. Häufig sind Verwachsungen auch die Folge von Entzündungen im Bauchbereich.

Die häufigsten Entzündungen im Bauchbereich sind Blinddarm- und Dickdarmentzündungen, aber auch immer häufiger sind sie die Folge einer sexuell übertragbaren Erkrankung, die unter Umständen auch schon lange zurückliegen kann und nie bemerkt wurde.

Sexuell übertragbare Erkrankungen

Während die meisten Menschen bei sexuell übertragbaren Erkrankungen an AIDS, Syphilis oder Gonorrhoe denken, gibt es ein wenig bekanntes Bakterium, das sich auf sexuellem Weg verbreitet und Unfruchtbarkeit zur Folge haben kann: das Bakterium Chlamydia trachomatis, das die Chlamydieninfektionen hervorruft.

Die Infektion mit diesem Bakterium verursacht nur selten und in 80 Prozent aller Fälle gar keine Beschwerden. Deshalb wird sie häufig gar nicht wahrgenommen, hat aber bei etwa 20 Prozent aller infizierten Frauen Unfruchtbarkeit zur Folge.

Die Chlamydieninfektion wird über vaginalen, oralen oder analen Geschlechtsverkehr übertragen und ist die in Europa am häufigsten auftretende sexuell übertragbare Krankheit. Mit der Zahl der Sexualpartner steigt die Ansteckungsgefahr. In deutschen Großstädten sind bis zu zehn Prozent der jungen Frauen infiziert.

Mögliche Symptome sind unter anderem
- Schmerzen beim Wasserlassen,
- vaginaler Ausfluss oder
- Bauchschmerzen.

Durch die bakteriell bedingte Entzündung im Becken kann es als Spätfolge an den Eileitern zu Verklebungen kommen.

Die Chlamydieninfektion ist gut diagnostizier- und auch behandelbar. Allerdings sollten immer beide Partner behandelt werden. Seit 2008 gibt es von den Krankenkassen die

Empfehlung, dass sich junge Frauen einmal pro Jahr untersuchen lassen sollten.

Probleme der Gebärmutter

Zwar behindern Anomalien der Form oder Lage der Gebärmutter höchstwahrscheinlich nicht eine Befruchtung, sie können jedoch die Einnistung oder die gesunde Entwicklung des Embryos verhindern. Es gibt verschiedene Gebärmutteranomalien, die von Geburt an vorhanden sind, häufig aber erst dann entdeckt werden, wenn es Probleme während einer Schwangerschaft gibt. So kann die Gebärmutter z. B. in zwei Kammern geteilt sein oder eine Scheidewand aufweisen. Gebärmutteranomalien lassen sich in der Regel im Rahmen der gynäkologischen Untersuchung feststellen, die eine oder andere Anomalie kann man chirurgisch korrigieren.

Myome

Myome sind häufig vorkommende gutartige Wucherungen bzw. Muskeltumore, die sich in oder an der Gebärmutter bilden. Myome innerhalb der Gebärmutter können die Einnistung oder normale Entwicklung des Embryos verhindern, haben aber selten einen Einfluss auf die Befruchtung. Falls Myome sich an sehr störenden Stellen befinden, kann man sie auch chirurgisch entfernen.

Zervixschleiminsuffizienz

Für eine erfolgreiche Befruchtung ist es notwendig, dass die Gebärmutterhalsschleimhaut eine ganz bestimmte Konsistenz hat. Im Verlauf des Menstruationszyklus ändert sich die Beschaffenheit des Zervixschleims. Normalerweise ist er eher zähflüssig und PH-sauer und bildet vor dem Gebärmutterhals eine Barriere gegen Infektionen. Kurz vor dem Eisprung wird er glasig, dünn und wässrig und erleichtert so während der fruchtbaren Phase den Spermien den Eintritt in die Gebärmutter.

In seltenen Fällen bleibt der Zervixschleim auch während des Eisprungs zu zäh oder zu sauer, so dass die Spermien nicht hindurch gelangen können, oder es bildet sich nicht genügend Zervixschleim, was es den Spermien schwer macht, ihren Weg in Richtung Eileiter aufzunehmen. Bekannt ist, dass die Einnahme von manchen Hormonen (z. B. Clomifen) einen negativen Einfluss auf die Beschaffenheit des Zervixschleims hat.

In der Schleimhaut des Gebärmutterhalses können sich darüber hinaus Antikörper befinden, die die Spermien abtöten oder bewegungsunfähig machen. Falls dies festgestellt wird, kann das Problem durch eine Insemination umgangen werden.

Basaltemperaturkurve

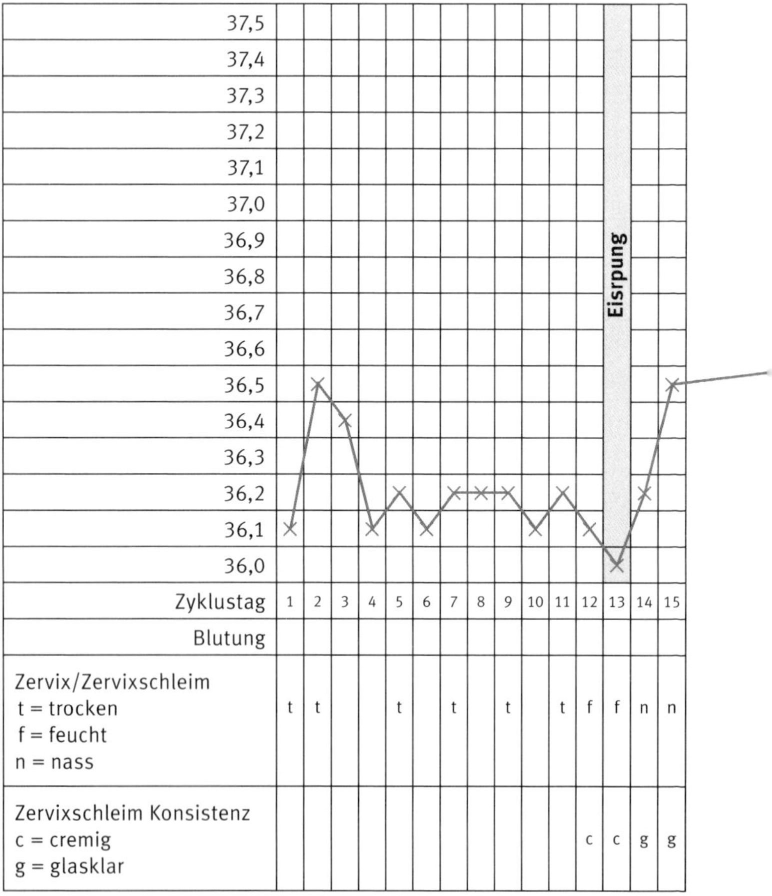

Zyklustag	1	2	3	4	5	6	7	8	9	10	11	12	13	14	15
Blutung															
Zervix/Zervixschleim t = trocken f = feucht n = nass	t	t			t		t		t		t	f	f	n	n
Zervixschleim Konsistenz c = cremig g = glasklar												c	c	g	g

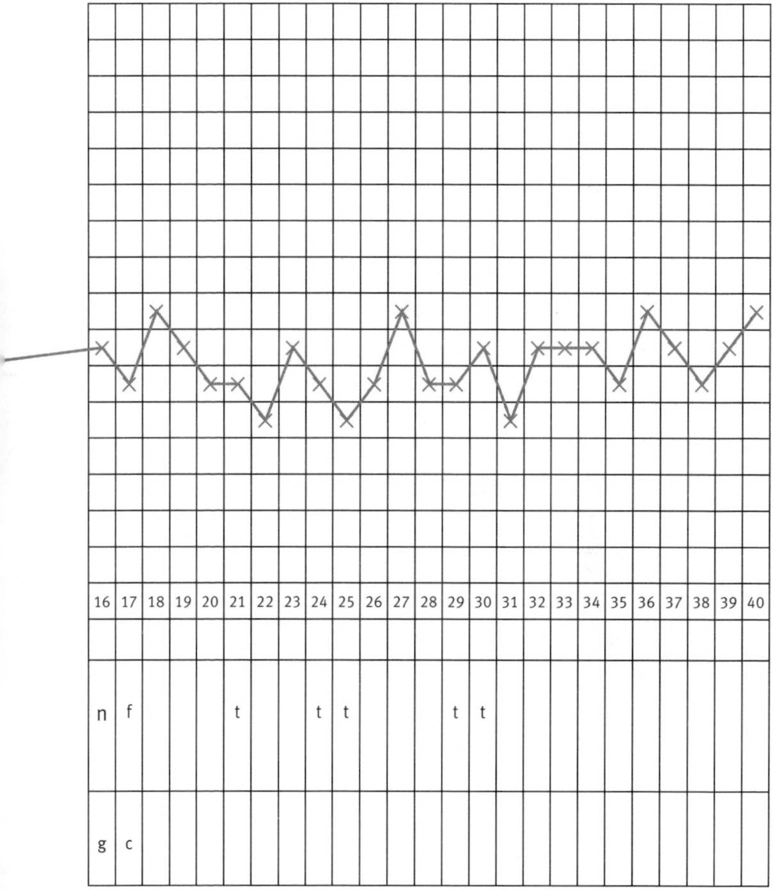
16 17 18 19 20 21 22 23 24 25 26 27 28 29 30 31 32 33 34 35 36 37 38 39 40
n f t t t t t
g c

Immunologische Infertilität bei der Frau

Normalerweise sind Spermien und Embryonen die einzigen fremden Zellen im Körper einer Frau, die das Immunsystem nicht abwehrt.

In seltenen Fällen führen Störungen im Immunsystem allerdings dazu, dass Spermien oder der Embryo als „fremd“ erkannt und abgestoßen werden.

So kann es vorkommen, dass es beim Eindringen der Spermien in den Zervixschleim (Mukus) der Gebärmutterschleimhaut oder beim Eindringen eines Spermiums in die Eizelle zu Abstoßungsreaktionen kommt.

Diagnostik bei der Frau

Im Rahmen einer Infertilitätstherapie wird zunächst festgestellt, ob und wann ein Eisprung stattfindet. Dies lässt sich mittels folgender Tests bestimmen:

- Beobachtung der Basaltemperatur (siehe Seite 48)
- Prüfung des Zervixschleims (siehe Seite 47)
- Beobachtung des Eisprungs mithilfe von Ultraschall
- Untersuchung des Hormonspiegels im Blut

Alle weiteren diagnostischen Schritte richten sich nach den Ergebnissen dieser ersten Untersuchungen. In den folgenden Kapiteln können nur die häufigsten Diagnoseformen vorgestellt werden.

Hormonuntersuchung

Eine umfassende Hormonuntersuchung erfordert Zeit. Meist werden im Rahmen einer Sterilitätsdiagnose bei der Frau anhand einer Blutuntersuchung die folgenden Hormone bestimmt: LH, FSH, Estradiol, Testosteron, Androstendion, DHEAS, SHBG und Progesteron (Gelbkörperhormon). Diese Hormone werden zu unterschiedlichen Zeiten während eines Zyklus ermittelt. Einen entsprechenden Untersuchungsplan wird der Arzt aufgrund der Informationen der Frau über den Zyklus erstellen.

So wird bei einer Oligomenorrhoe, wenn der Zyklus länger als 35 Tage dauert, meist eine Blutuntersuchung zwischen dem 3. und 5. Zyklustag, also zum Zeitpunkt der frühen Follikelphase vorgeschlagen. Bei einer Amenorrhoe, wenn keine oder nur sehr selten eine Menstruation vorkommt, ist der Zeitpunkt der Blutuntersuchung beliebig.

Ultraschalluntersuchung

Die Ultraschalluntersuchungen sind wesentlicher Bestandteil der Untersuchungen bei einem unerfüllten Kinderwunsch. So können die Eierstöcke und die Gebärmutter sowie andere Organe im kleinen Becken der Frau risiko- und schmerzlos untersucht werden. Die Ultraschalluntersuchung dient nach der gründlichen Voruntersuchung vor allem der kontinuierlichen Überwachung des Follikelwachstums während des normalen Zyklus und besonders auch während einer hormonellen Stimulation.

Hysterosalpingographie (Überprüfung der Eileiterdurchgängigkeit)

Die Hysterosalpingographie (HSG) ist eine röntgenologische Untersuchungsmethode, mit der festgestellt wird, ob die Eileiter ihre Funktionen erfüllen können. Hierbei wird durch die Scheide ein Spezialfarbstoff, der sich gut auf dem Röntgenbild darstellen lässt, mit erhöhtem Druck in die Gebärmutter injiziert. Durch den Druck gelangt der Farbstoff normalerweise durch die Eileiter hindurch. Auf diese Weise sieht man, ob die Eileiter durchgängig oder verschlossen sind.

Dieser Eingriff birgt kleine Risiken wie

- das normale Röntgenrisiko,
- Krämpfe (vergleichbar mit Menstruationsschmerzen),
- vaginaler Blutverlust (in vielen Fällen nur kurzzeitig),
- leichte Schwindelgefühle oder bisweilen auch kurzzeitige Schwächeanfälle;
- sehr selten treten allergische Reaktion auf das Kontrastmittel oder eine Infektion auf.

Ein günstiger Nebeneffekt dieser Untersuchung ist, dass eine HSG in manchen Fällen die Fruchtbarkeit erhöht. Möglicherweise lösen sich allein durch das Durch- und Ausspülen der Eileiter mögliche Schleimpfropfen und werden die Eileiter so wieder funktionstüchtig.

Falls bei einer HSG Auffälligkeiten festgestellt werden, kann der behandelnde Arzt eine Laparoskopie vornehmen, um den Befund der HSG zu bestätigen und, wenn nötig, auch kleinere chirurgische Eingriffe vorzunehmen.

Laparoskopie (Bauchspiegelung)

Die Bauchspiegelung ist ein endoskopischer ambulanter operativer Eingriff unter einer kurzen Vollnarkose, mit dessen Hilfe der Arzt Gebärmutter, Eileiter und Eierstöcke vom Bauchraum aus am besten betrachten kann.

Vor Beginn der Operation wird der Bauch mit Kohlendioxid (CO_2) „aufgeblasen“. Über die nur etwa ein Zentimeter großen Einschnitte in der Bauchhaut werden optische Geräte, Licht und Operationswerkzeuge in den Bauchraum eingeführt. So kann der Arzt den Zustand der inneren Geschlechtsorgane beurteilen und Verwachsungen an den Eileitern, Myome oder kleinere Endometriose-Herde direkt entfernen. Manchmal reicht dies schon aus, damit die Frau schwanger werden kann.

Eine Bauchspiegelung wird meist dann durchgeführt, wenn es einen auffälligen Befund bei der Hysterosalpingographie gibt oder wenn der Arzt eine Endometriose vermutet oder Myome entfernen möchte.

Der Eingriff hinterlässt zwei kleine Narben. Neben dem üblichen Operationsrisiko besteht aufgrund der Narkose auch die minimale Gefahr, dass Blutungen oder Infektionen auftreten können. Auch leichte Übelkeit oder Bauchschmerzen sind möglich.

Hysteroskopie (Gebärmutterspiegelung)

Die Hysteroskopie ist eine endoskopische Untersuchung der Gebärmutter von innen, bei der ein optisches Gerät mit Lichtquelle über den Gebärmutterhals in die Gebärmutterhöhle eingeführt wird. Sie wird empfohlen, wenn bei der Hysterosalpingographie Auffälligkeiten in der Gebärmutter festgestellt wurden. Die Hysteroskopie ist nicht nur eine diagnostische Methode, sie kann auch zur Behandlung von Myomen oder Gebärmutterpolypen eingesetzt werden.

Der Eingriff wird ambulant unter örtlicher Betäubung direkt nach dem Ende der Menstruation durchgeführt. Zum einen ist in dieser Phase die Gebärmutter einfacher zu untersuchen, zum anderen darf man zu diesem Zeitpunkt davon ausgehen, dass keine Schwangerschaft vorliegt.

Risiken dieses Untersuchungsverfahrens sind unter anderem Blutungen, Infektionen und die Auswirkungen der Narkosemittel.

Postkoitaltest

Um zu überprüfen, ob möglicherweise der Zervixschleim ein Problem für die Spermien darstellt, kann man während der hochfruchtbaren Phase etwa sechs bis zwölf Stunden nach dem Geschlechtsverkehr eine Sekretprobe aus dem Gebärmutterhals entnehmen und dann unter dem Mikroskop die Anzahl an beweglichen Spermien zählen. Diese Untersuchung ist allerdings nur sinnvoll, wenn auch ein unauffälliges Spermiogramm des Partners vorliegt, mit dem die Anzahl der Spermien verglichen werden kann. Die Einnahme des häufig verordneten Medikamentes Clomifen beeinflusst das Testergebnis negativ.

Sterilität beim Mann

Die Statistiken zeigen, dass die Zahl der Männer, die von leichten bis sehr schweren Fruchtbarkeitsstörungen betroffen sind, deutlich zunimmt.

Neben organischen Erkrankungen sind möglicherweise gesundheitsschädliche Lebens- und Arbeitsbedingungen oder Veränderungen der Umwelt Faktoren, die zur Verminderung der Fruchtbarkeit von Männern beitragen können.

Dank technischer Fortschritte ist es nun seit einigen Jahren möglich, die Fruchtbarkeit von Männern nicht nur zu untersuchen, sondern in einigen Fällen auch zu behandeln.

Die Untersuchung eines Mannes wird in der Regel vom Facharzt für Urologie mit dem Schwerpunkt der Andrologie durchgeführt. Viele Urologen haben eine Zusatzqualifikation als Spezialist auf dem Gebiet der Infertilität.

Lebensalter

Obgleich das Lebensalter die Fruchtbarkeit der Frau stärker beeinflusst als die des Mannes, sollten Männer das Lebensalter als Faktor, der zur Unfruchtbarkeit beiträgt, nicht ignorieren. Verschiedene Veränderungen können bei Männern infolge des zunehmenden Lebensalters auftreten:

- Einschränkung der Hodenfunktion
- Abnahme der Hormonproduktion
- Reduktion der Spermienbildung
- Erhöhte Wahrscheinlichkeit von Ejakulationsproblemen

Körpergewicht

Auch der Einfluss des Körpergewichts auf die Fruchtbarkeit ist bei Männern schwächer ausgeprägt als bei Frauen. Allerdings zeigt eine aktuelle Studie der University of Southern Denmark, dass Über- oder Untergewicht auf die Spermienqualität und somit auch auf die Fruchtbarkeit einen deutlichen Einfluss haben. Im Vergleich mit normalgewichtigen Männern, war die Spermienkonzentration der übergewichtigen Männer um 24 Prozent geringer, die der untergewichtigen Männer sogar um 36 Prozent.

Mangelhafte Spermienqualität

Zu den häufigen Ursachen für die männliche Unfruchtbarkeit gehört eine von der Norm abweichende Spermienqualität.

Mit bloßem Auge lässt sich die Spermienqualität nicht beurteilen, daher ist eine Analyse im Labor ein erster Schritt bei der Diagnose der Infertilität. Nur so können Aussagen über die Quantität und Qualität der Spermien gemacht werden.

Im Labor wird die Menge, die Beweglichkeit sowie die Form und Lebensfähigkeit der Spermien untersucht. Darüber hinaus wird die Probe auch auf mögliche Samenverklumpungen, entzündliche Zellen und den Säuregrad geprüft.

Damit eine Spermauntersuchung (Spermiogramm) aussagekräftig ist, sollten die folgenden beiden Punkte berücksichtigt werden:

- Die Spermauntersuchung sollte nach einer drei- bis fünftägigen Enthaltsamkeit durchgeführt werden. Eine längere Enthaltsamkeit bringt keine Verbesserung der Spermienqualität.
- Das Spermiogramm sollte mindestens zweimal in einem Abstand von vier bis zwölf Wochen durchgeführt werden.

Die Weltgesundheitsorganisation (WHO) gibt für den normalen Samenerguss eines gesunden Mannes die folgenden Werte an (die Werte gelten jeweils für einen Samenerguss):

Volumen	≥ 2,0 ml
pH-Wert	≥ 7,2 – 8
Konzentration	≥ 20 Mio. Spermien/ml
Gesamtzahl	≥ 40 Mio. Spermien

Beweglichkeit (Motilität)	≥ 50 % progressiv bewegliche Spermien der Kategorien a und b oder ≥ 25 % Spermien der Kategorie a mit schneller linearer Beweglichkeit
Aussehen (Morphologie)	Aktuell ist kein bestimmter Grenzwert festgelegt. Der alte Grenzwert war: ≥ 30 % mit normaler Form
Anteil der lebenden (vitalen) Spermien (Eosin-Test)	≥ 50 % vitale Spermien (solche, die sich nicht mit dem Farbstoff Eosin färben lassen)
Leukozyten	< 1 Mio./ml
MAR-Test (Mixed antiglobulin reaction)	< 50 % Spermien mit adhärenten Partikeln
Immunobead-Test (IBT)	< 50 % Spermien mit adhärenten Partikeln
Verflüssigungszeit	30 Minuten, max. 1 Stunde
Geruch	kastanienblütenartig

Es kann beliebig viele verschiedene Abweichungen von den Normwerten der WHO geben, die jeweils unterschiedliche Bedeutung und verschiedene Konsequenzen für die Zeugungsfähigkeit eines Mannes haben können. Zur Beurteilung des Spermiogramms hat die WHO die folgenden Bezeichnungen festgelegt:

Terminologie bei Abweichungen vom Normalbefund eines Spermiogramms	
Normizoospermie	Die Werte entsprechen den WHO-Ejakulatparametern
Multisemie (Polysemie)	> 6 ml Ejakulatvolumen
Parvisemie (Hypospermie)	< 2 ml Ejakulatvolumen
Kryptozoospermie	< 1 Mio. Spermien/ml
Hyperzoospermie	> 150 Mio. Spermien/ml
Oligozoospermie	< 20 Mio. Spermien/ml
Polyzoospermie	> 200 Mio. Spermien/ml (als relative Polyzoospermie bei Parvisemie)
Asthenozoospermie	< 50 % progressiv motile Spermien oder < 25 % schnell progressive Spermien
Teratozoospermie	< 30 % der Spermien mit normaler Morphologie
Nekrozoospermie	keine Beweglichkeit der Spermien, im Eosin-Test keine vitalen Spermien
Leukospermie	Entzündung, meist Prostatitis
Oligo-Astheno-Teratozoospermie (OAT-Syndrom)	Kombination von geringer Zahl, schlechter Beweglichkeit und zu vielen Fehlformen der Spermien, < 20 Mio. Spermien/ml
Azoospermie	keine Spermien im Ejakulat
Aspermie	kein Ejakulat

Blockade der Samenwege

Wenn zwar ausreichend Spermien gebildet werden, diese aber nicht durch die Samenleiter oder Nebenhodengänge in das Ejakulat gelangen (Azoospermie), so kann dies an einer Blockade der Samenwege liegen.

Bei einigen Männern liegt ein derartiger Defekt von Geburt an vor, der auch im Zusammenhang mit einer vererbbaren Stoffwechselstörung, der zystischen Fibrose (Mukoviszidose), stehen kann.

Die Samenleiter können aber auch durch Infektionen (z. B. Chlamydieninfektion), Verletzungen, frühere chirurgische Eingriffe an diesen oder benachbarten Organen, Prostataerkrankungen, Zysten- oder Steinbildung in der Samenblase beschädigt werden, so dass in den Hoden zwar Spermien erzeugt werden, diese aber nicht ins Ejakulat gelangen können.

In einigen Fällen können diese Blockaden mithilfe operativer Eingriffe oder einer medikamentösen Therapie korrigiert und die Fruchtbarkeit wiederhergestellt werden. Lässt sich die strukturelle Blockade nicht korrigieren, so kann der Samen operativ direkt aus dem Hoden entnommen und durch Mikroinjektion in die Eizelle injiziert werden (siehe Seite 64).

Hodenfehlfunktion

Nach einer Mumps-Erkrankung im jugendlichen Alter oder nach anderen Hodeninfektionen, aber auch aufgrund von übermäßigem Nikotin-, Alkohol- oder Drogenkonsum, durch eine dauerhafte Überhitzung der Hoden oder durch Umweltgifte kann die Spermienproduktion negativ beeinflusst werden. Solche Fehlfunktionen können reversibel sein und treten dann nur vorübergehend auf, andere bleiben ein Leben lang. Nur sehr selten findet man im konkreten Fall die Ursache für eine Hodenfehlfunktion.

Retrograde Ejakulation

Falls das Ejakulationsvolumen sehr gering oder gar kein Ejakulat vorhanden ist, kann dies an einer retrograden Ejakulation liegen. Hierbei erfolgt der Samenerguss statt über den Penis nach außen rückwärts in die Harnblase. Die retrograde Ejakulation ist eine Fehlfunktion des inneren Blasenschließmuskels, der dafür sorgt, dass Harnfluss und Samenfluss durch die Harnröhre getrennt erfolgen. Diese seltene Störung entsteht in manchen Fällen infolge eines Diabetes oder der Entfernung der Prostatadrüse. Für eine künstliche Befruchtung können jedoch Spermien aus der Harnblase gewonnen werden.

Hodenhochstand (Kryptorchismus)

Zur Herstellung von Spermien ist eine Körpertemperatur von 32 bis 37 °C optimal. Damit die Hoden diese Temperatur konstant beibehalten, befinden sie sich in der Regel außerhalb des Körpers.

Beim Hodenhochstand befinden sich die Hoden vorübergehend oder dauernd außerhalb des Hodensacks und meist innerhalb des Körpers. Dies hat zur Folge, dass sich die Spermien aufgrund der relativ hohen Temperatur nicht optimal oder gar nicht entwickeln können.

Normalerweise wird ein Hodenhochstand, sobald er festgestellt worden ist, chirurgisch behandelt.

Krampfaderbildung im Hoden (Varikozele)

Eine Krampfader (erweiterte Venen) im Hodenstrang führt zu einer so genannten Varikozele. Unbehandelte Varikozelen können Schmerzen verursachen. Man nimmt an, dass es durch die Druckerhöhung und der krampfaderartigen Aussackung des Venenkomplexes im Hoden zu einer Schädigung des umliegenden Gewebes kommen kann. Varikozelen können eine Ursache für männliche Unfruchtbarkeit sein, allerdings weiß man bisher nicht genau, wie und warum sie Fertilitätsprobleme verursachen.

Eine Varikozele kann operativ korrigiert werden, allerdings ist der Nutzen dieses Eingriffs für die Fruchtbarkeit umstritten.

Hormonelle Störungen

Ebenso wie bei den Frauen bestimmt auch beim Mann das hormonelle Gleichgewicht den Erfolg des männlichen Fortpflanzungssystems. Eine hormonelle Ursache für eine schlechte Spermienqualität allerdings kommt nicht häufig vor. Die Unfruchtbarkeit bei Männern aufgrund von Hormonstörungen kann durch eine zu geringe Produktion von Testosteron oder Gonadotropinen entstehen, zu denen auch follikelstimulierendes Hormon (FSH) und luteinisierendes Hormon (LH) gehören.

Wenn eine der hormonproduzierenden Drüsen wie Hypothalamus, Hypophyse, Schilddrüse, Prostata und Hoden nicht richtig funktioniert, kann dies zu Problemen bei der Bildung der Spermien und der Spermaflüssigkeit führen.

Sterilisation (Vasektomie)

Männer, die zuvor erfolgreich sterilisiert worden sind, haben in ihrem Ejakulat keine Spermien. Bei einer Sterilisation wird in der Regel der Samenleiter durchtrennt. Möchte sich nun ein sterilisierter Mann doch noch fortpflanzen, kann man mithilfe eines chirurgisch-urologischen Eingriffs versuchen, die Vasektomie wieder rückgängig zu machen. Je länger die Sterilisation zurück liegt, umso unwahrscheinlicher ist eine erfolgreiche Wiederherstellung der Samenleiter. Darüber hinaus nimmt auch die Wahrscheinlichkeit einer Produktion von Antikörpern gegen die eigenen Spermien nach einer Vasektonomie zu.

Falls eine Wiederherstellung der Samenleiter nicht gelingt, kann man auf medizinischem Wege Spermien für eine In-vitro-Fertilisation aus dem Nebenhoden oder Hoden gewinnen (siehe Seite 61).

Sexuelle Probleme

Damit eine Schwangerschaft auf natürlichem Wege zustande kommen kann, ist es erforderlich, dass ein Mann und eine Frau während der fruchtbaren Tage der Frau Geschlechtsverkehr haben. Probleme mit der Erektion oder mit dem Samenerguss haben einen direkten Einfluss auf den Geschlechtsverkehr und auf die Wahrscheinlichkeit, dass die Frau schwanger wird. Erektionsprobleme kommen mit zunehmendem Alter häufiger vor, sie können körperliche oder seelische Ursachen haben.

Nicht zu vernachlässigen sind die Auswirkungen des Stresses, der auf Grund eines starken Kinderwunsches mit dem Geschlechtsverkehr verknüpft ist. So kann der „Sex nach Plan“ bei beiden Partnern so hohen Druck auslösen, dass es zu Störungen in der sexuellen Beziehung kommt.

Entzündung der Nebenhoden (Epididymitis)

Eine Entzündung der Nebenhoden kann zu einer Schwellung der Hoden während der Infektion führen, was häufig schmerzhaft ist. Eine Infektion der Nebenhoden hat ihre Ursache häufig in sexuell übertragbaren Erkrankungen oder einem aufsteigenden Harnwegsinfekt. Eine bakterielle Infektion kann in der Regel mit Antibiotika geheilt werden. Allerdings kann eine Nebenhodenentzündung die Bildung der Spermien dauerhaft schädigen, oder es kann der Spermientransport durch einen Verschluss der Nebenhodenkanälchen verhindert werden.

Chronische Erkrankungen

Einige chronische Erkrankungen wie Diabetes oder Mukoviszidose können sich negativ auf die Spermienbildung auswirken. Ebenso können sich einige Medikamente, die gegen chronische Erkrankungen eingenommen werden, negativ auf die Sexualität und Fruchtbarkeit auswirken.

Immunologische Infertilität beim Mann

Beim Mann können so genannte Spermaantikörper vorkommen, die unter Umständen die eigenen Spermien angreifen und so die Fruchtbarkeit einschränken. Untersuchungen zeigten, dass die Interaktion zwischen einer Eizelle und einem Spermium und damit die Wahrscheinlichkeit einer Befruchtung bzw. die Schwangerschaftsrate direkt von der Anzahl solcher Spermaantikörper beim Mann abhängen. Daher wird das Sperma im Labor auch auf Antikörper untersucht (MAR-Test und Immunobead-Test).

Diagnostik beim Mann

Im Rahmen einer Sterilitätsdiagnose muss sich der Mann verschiedenen Untersuchungen unterziehen. In der Regel wird nach einem ausführlichen Gespräch mit dem Arzt zunächst das Sperma untersucht und dann gegebenenfalls auch eine körperliche Untersuchung vorgenommen.

Sperma-Analyse (Spermiogramm)

Für eine Sperma-Analyse benötigt das Labor das Ejakulat, welches durch Masturbation gewonnen wird.

Die Analyse sollte mit dem Ejakulat nach einer drei bis fünf Tage langen Zeit der sexuellen Enthaltsamkeit (Karenzzeit) durchgeführt werden. Da eine zügige Analyse nach der Ejakulatgewinnung für eine richtige Bewertung notwendig ist, ist es sinnvoll, dass die Gewinnung im Labor und nicht im häuslichen Milieu stattfindet.

Ein Spermiogramm sollte immer nach etwa zwei bis acht Wochen wiederholt werden, damit die männliche Zeugungsfähigkeit sicher beurteilt werden kann.

Die Analyse des Ejakulats erfolgt in der Regel nach den WHO-Kriterien. Die Untersuchung umfasst mindestens die folgenden Schritte:

- **Makroskopische Beurteilung**
  Volumen, pH-Wert, Farbe, Konsistenz, Verflüssigungszeit
- **Mikroskopische Beurteilung**
  Spermienzahl und -beweglichkeit, Leukozyten, Erythrozyten, Rundzellen
- **Eosin-Test**
  Differenzierung vitaler und nicht vitaler Spermien mithilfe von Einfärbung
- **MAR-Test und Immunobead-Test**
  Nachweis von Spermaantikörpern
- **Teratozoospermieindex (TZI)**
  Differenzierung der Gestalt der Spermien
- **Bakteriologische Untersuchung**
  Einschätzung der Fertilität

Genetische Analyse

Eine genetische Untersuchung ist bei allen infertilen Männern sinnvoll, deren Spermienkonzentration unter fünf Mio./ml liegt. Hierzu wird eine Blutprobe entnommen.

In seltenen Fällen weisen die Spermien beträchtliche Deformationen auf, oder es stellt sich heraus, dass der Mann Träger einer Erbkrankheit ist, die zur Unfruchtbarkeit führen kann.

MAR-Test und Immunobead-Test

Spermaantikörper können im Sperma nachgewiesen werden. Hierfür stehen unter anderem der Antiglobulinreaktionstest (**M**ixed **a**gglutination **R**eaction, MAR) und der Immunobead-Test (IBT) zur Verfügung. Beide Tests sind umstritten, weil sie keine spezifischen Antigene identifizieren können, das heißt, sie können nicht sicher diejenigen Antikörper herauszählen, die auch tatsächlich störend für den Prozess der Fortpflanzung sind.

Krebserkrankungen

Eine Krebserkrankung kann sich auf unterschiedliche Weise auf die Fruchtbarkeit beim Mann und bei der Frau auswirken:

- Chemo- und Strahlentherapie können die Zellen des Fortpflanzungssystems schädigen und zerstören;
- die meisten Krebsmedikamente haben Sterilität zur Folge;
- die Krebsbehandlung kann das Entfernen von Fortpflanzungsorganen erfordern und dadurch zu einer Beeinträchtigung des Fortpflanzungssystems führen.

Viele Ärzte bringen Verständnis für die Sorgen auf, die Krebspatienten mit einem möglichen Verlust ihrer Fruchtbarkeit haben. Da gerade junge Krebspatienten heute oftmals in der Lage sind, vor einer Therapie ihr weiteres Leben zu planen, lassen sie gegebenenfalls vor einer Therapie noch Eizellen oder Spermien einfrieren, mit deren Hilfe nach einer Heilung eine assistierte Fortpflanzung möglich ist.

Medikamente

Die bei der Kinderwunschtherapie eingesetzten Medikamente haben in der Regel die Aufgabe, die Funktion der Eierstöcke zu steuern. Die medikamentösen Therapiepläne werden dabei immer individuell erstellt. Weil es so viele verschiedene Wirkstoffe und Kombinationen gibt, können hier nur einige der infrage kommenden Wirkstoffe kurz erklärt werden. Grundsätzlich ist es wichtig, sich vom behandelnden Arzt immer ausführlich erklären zu lassen, welche Medikamente er aus welchem Grund empfiehlt; er sollte immer auch auf die damit verknüpften Risiken hinweisen.

Clomifen

Clomifen (genauer: Clomiphencitrat) ist ein Wirkstoff, der zur Eizellreifung und Auslösung der Ovulation und zur Behandlung von Störungen der Eierstockfunktion eingesetzt wird.

Clomifen ist bei etwa 70 bis 85 Prozent der PCO-Syndrom-Patientinnen erfolgreich, wobei aber nur 40 bis 50 Prozent anschließend auch schwanger werden. Die Therapie mit Clomifen ist besonders bei diesen Frauen mit dem erhöhten Risiko einer Mehrlingsschwangerschaft verknüpft. Eine sorgfältige Überwachung des Zyklus mithilfe von Ultraschall ist während der Therapie mit Clomifen sehr sinnvoll.

Clomifen wird bislang nur über einen Zeitraum von maximal sechs Zyklen angewendet, weil sonst für die Frau das Risiko steigt, an einem Ovarialkarzinom zu erkranken. Als unerwünschte Nebenwirkungen sind unter anderem typische Wechseljahrsymptome und die Folgen einer Überstimulation des Zyklus bekannt.

Antibabypille

Es hört sich paradox an, kann aber helfen: die Antibabypille als Therapie bei einem unerfüllten Kinderwunsch.

Ziel einer solchen Therapie ist es, in Vorbereitung auf eine weitere Therapie zunächst regelmäßige Monatsblutungen zu erreichen, im Anschluss daran später mit medikamentöser Unterstützung einen Eisprung herbeizuführen.

Gonadotropine (FSH und LH)

Zu den Gonadotropinen gehören das follikelstimulierende Hormon (FSH) und das luteinisierende Hormon (LH), die bei einem Mangel einzeln oder als Kombinationspräparat zur Unterstützung der Eizellreifung eingesetzt werden. Die Behandlung mit Gonadotropinen erfordert eine engmaschige laborchemische und sonografische Kontrolle mittels Ultraschall.

Eine unerwünschte Nebenwirkung bei dieser Therapieform ist die mögliche Überstimulation der Eierstöcke.

Humanes Choriongonadotropin (hCG)

hCG ist das so genannte Schwangerschaftshormon. Im Rahmen der Sterilitätsbehandlung wird es wegen seiner Ähnlichkeit mit dem LH zum Auslösen des Eisprungs sowie zur Unterstützung der Gelbkörperphase verwendet (siehe Seite 40).

Progesteron (Gelbkörperhormon)

Progesteron wird nach dem Eisprung, also in der zweiten Zyklushälfte von den Eierstöcken gebildet. Unter dem Einfluss von Progesteron bereitet sich die Gebärmutterschleimhaut auf die Einnistung der Embryonen vor. Um sicherzustellen, dass genügend Progesteron für den Aufbau der Schleimhaut vorhanden ist, wird bei der In-vitro-Fertilisation meist Progesteron zum Einführen in die Scheide empfohlen. Die Anwendung dieser Medikamente ist bis zum Schwangerschaftstest nach zwei Wochen und, falls dieser positiv ist, darüber hinaus vorgesehen.

GnRH-Analoga und GnRH-Antagonisten

Aufgabe dieser Substanzen ist es, den Zyklus besser steuerbar zu machen und so zu ermöglichen, dass der Eisprung auf den Tag genau ausgelöst werden kann. GnRH-Analoga und GnRH-Antagonisten blockieren die Hypophyse und verhindern so den vorzeitigen Eisprung.

Metformin

In den letzten Jahren wird zunehmend der Wirkstoff Metformin zur Behandlung des PCO-Syndroms eingesetzt. Metformin senkt den Blutzucker und verbessert die Insulinresistenz, da es die Wirkung von eigenem Insulin verstärkt. Unter Therapie mit Metformin wird häufig eine deutliche Senkung der Androgene, wie auch eine deutliche Besserung der Akne, eine Gewichtsreduktion und eine Normalisierung des Menstruationszyklus mit Verbesserung der Fertilität erreicht.

Orale Antidiabetika und somit auch Metformin werden allgemein als potenziell teratogen, also fruchtschädigend, angesehen und sind daher in der Schwangerschaft im Allgemeinen kontraindiziert. Allerdings zeigen Studien zur Gabe von Metformin bei schwangeren Frauen mit einem

PCO-Syndrom keine erhöhte Rate an Entwicklungsverzögerungen oder Missbildungen der Feten.

Einerseits wegen seiner potenziell teratogenen Wirkung und andererseits weil sich eine Reduzierung der Gestationsdiabetes-Fälle sowie eine signifikante Senkung der Frühabortrate von 62 auf 26 Prozent zeigt, ist die Fortführung der Metformingabe in der Schwangerschaft zurzeit Gegenstand kontroverser Diskussionen: Nach entsprechender Aufklärung in Zusammenarbeit von Gynäkologen und Internisten wird die Gabe von Metformin an Frauen, die bereits einen oder mehrere Frühaborte oder Gestationsdiabetes gehabt haben, im Einzelfall in Erwägung gezogen.

Was können Sie tun, wenn es mit dem Babywunsch nicht klappt?

Es gibt einiges, was ein Paar schon im Vorfeld tun kann, um die Wahrscheinlichkeit, schwanger zu werden und ein gesundes Kind zu zeugen, zu erhöhen.

Rauchen, Alkohol und Drogen

Rauchen, Alkohol und Drogen haben einen negativen Einfluss nicht nur auf die Fruchtbarkeit von Männern und Frauen, sondern erhöhen auch das Risiko für spontane Fehlgeburten. Falls Sie einen Kinderwunsch haben, sollten Sie möglichst gänzlich auf diese Gifte verzichten.

Gesundes Essen

Wenn Sie sich gesund mit frischen, vollwertigen Zutaten ernähren, vermeiden Sie sowohl einen Vitaminmangel wie auch Über- und Untergewicht. Gesundes, vollwertiges und frisches Essen enthält in unseren Breiten alle Vitamine und Nährstoffe, die der Körper benötigt, um sich gesund zu reproduzieren – mit einer Ausnahme: der Folsäure.

Zum Kinderwunsch gehört Folsäure!

Weltweit sind sich alle medizinischen Fachgesellschaften einig: „Zum Kinderwunsch gehört Folsäure!" Während Jugendliche und Erwachsene normalerweise täglich etwa 400 Mikrogramm Folsäure zu sich nehmen sollten, lautet die Empfehlung für Frauen mit Kinderwunsch und Frauen im ersten Schwangerschaftsdrittel, dass sie 800 Mikrogramm Folsäure pro Tag über Nahrungsergänzungs- oder Arzneimittel einnehmen sollten. Studien haben gezeigt, dass die Einnahme von Folsäure schon einige Wochen vor der Empfängnis, die Anzahl der Neuralrohrdefekte beim Kind um 20 bis 60 Prozent verringern kann.

Giftstoffe

Achten Sie darauf, dass Sie keinen Giftstoffen ausgesetzt sind. Vermeiden Sie den Umgang mit Lösungsmitteln oder anderen fruchtbarkeitsschädigenden Chemikalien.

Stress

Versuchen Sie, übermäßigen Stress in Ihrem Leben zu vermeiden. Stress kann den Hormonhaushalt durcheinander bringen und die Fruchtbarkeit bei Mann und Frau beeinträchtigen. Suchen Sie sich Ruhezonen in Entspannungstraining wie Yoga oder Autogenem Training. Eine spezielle Art des Yogas, das Luna Yoga, soll die Fruchtbarkeit erhöhen.

Körpergewicht

Die Normalisierung des Köpergewichts kann bei einem Über- oder Untergewicht sehr direkt einen positiven Einfluss auf Fertilitätsstörungen und auf eine gesunde Schwangerschaft haben. Zyklusstörungen, die durch extreme Körpergewichte ausgelöst werden, können sich nach der Normalisierung unter Umständen von allein wieder regulieren.

Verkehr zum Optimum (VZO)

Die einfachste Methode, die Sie selbst versuchen sollten, um die Chancen auf eine Schwangerschaft zu erhöhen, besteht darin, Ihren Zyklus zu beobachten und dann während der fruchtbaren Phase zum optimalen Zeitpunkt, nämlich ab drei Tage vor dem Eisprung bis etwa ein Tag nach dem Eisprung, Geschlechtsverkehr zu haben. Es gibt drei relativ einfache Methoden, um die fruchtbaren Tage zu ermitteln, die in Kombination recht sicher sind: die Basaltemperatur zu messen, den Zervixschleim zu beobachten und einen Ovulationstest durchzuführen.

Basaltemperaturkurve

Messen Sie jeden Morgen direkt nach dem Aufwachen Ihre Körpertemperatur und damit die Basaltemperatur (Aufwachtemperatur) und tragen Sie diese in einen Kalender ein. In einem gesunden normalen Zyklus sinkt die Temperatur vor einem Eisprung meist um etwa 2 °C, nach dem Eisprung steigt sie an und bleibt dann mehr oder weniger konstant auf einem um etwa 3 °C erhöhten Niveau. Anhand der Entwicklung der Temperaturkurve im Verlauf des Zyklus ist der Eisprung meist deutlich erkennbar. Der Eisprung ist zwar anhand der Basaltemperaturkurve nicht vorhersehbar, aber Sie können für den nächsten Zyklus errechnen, wann er im nächsten Zyklus wahrscheinlich stattfinden wird.

Zervixschleim (Zervixsekret)

Der Muttermund ist durch einen zähen Schleimpfropf verschlossen, so dass die Bakterien der Scheide nicht in die höheren Genitalabschnitte gelangen. Dieser Zervixschleim verändert sich zyklisch. Diese Veränderungen können Sie selbst feststellen und daraus ableiten, in welchem Stadium des Zyklus Sie sich befinden. Während nach der Menstruation eher wenig Zervixschleim vorhanden ist, wird zur Zeit des Eisprungs vermehrt Sekret gebildet. Während der fruchtbaren Phase einige Tage vor bis einen Tag nach dem Eisprung ist der Zervixschleim deutlich dünnflüssiger, glasklar und zieht Fäden, wenn er zwischen zwei Fingern getestet wird. Gegen Ende des Zyklus wird der Schleim weißlich und klumpig, die Menge des Schleims nimmt wieder ab.

Je näher die fruchtbare Phase kommt, umso höher steigt der Östrogenspiegel und umso mehr Salz wird im Zervixschleim produziert. Dieses Salz kristallisiert und ist unter dem Mikroskop deutlich als so genanntes Farnkrautmuster zu erkennen. Auf dem Markt gibt es kleine Fruchtbarkeitstaschenmikroskope, mit deren Hilfe Sie Ihren Zervixschleim selbst untersuchen können.

Ovulationstest

In Apotheken, Drogeriemärkten und im Internet gibt es Ovulationstests zu kaufen. Es handelt sich hierbei um Urintests, die je nach Zykluslänge etwa ab dem 8. oder 10. Zyklustag einige Tage lang täglich zu Hause durchgeführt werden können und im besten Fall den bevorstehenden Eisprung anzeigen.

Selbsthilfegruppen

Es gibt eine Reihe von Selbsthilfegruppen für ungewollt kinderlose Paare, in denen sich Betroffene miteinander austauschen und Rückhalt vor, während und nach einer Fertilitätstherapie finden können. Solche Gruppen können den Stress und die Ängste mindern. Fragen Sie Ihren Arzt, ob er Ihnen eine entsprechende Adresse vermitteln kann.

Assistierte Fortpflanzung

Falls es mit dem Kinderwunsch aus bekannten oder unbekannten Gründen auf natürlichem Weg nicht klappt, so kann der Arzt mithilfe verschiedener mehr oder weniger invasiver medizinischer Methoden bei der Fortpflanzung behilflich sein. Nach einer ausführlichen Diagnose wird er einen individuellen Behandlungsplan aufstellen und die sinnvollen Möglichkeiten mit Ihnen besprechen. Für eine Kinderwunschbehandlung gibt es nicht nur viele verschiedene Medikamente, es gibt auch verschiedene Prozeduren und Wege, um auf medizinischem Wege eine Schwangerschaft herbeizuführen. Weil es häufig verschiedene Ursachen für eine Infertilität gibt, werden meist mehrere Behandlungsmöglichkeiten miteinander kombiniert.

Belastungen während der Therapie

Eine Sterilitätstherapie ist für den Körper, die Seele und die Beziehung belastend. Eine Zeit lang steht die Therapie im Mittelpunkt des Lebens. Daher sollten Sie folgende Punkte gut bedenken, bevor Sie sich für eine Behandlung entscheiden:

- Keine Kinderwunschbehandlung kann Ihnen ein gesundes Baby garantieren.
- Die Hormonbehandlungen können erhebliche, unerwünschte Nebenwirkungen haben.

- Sex nach Plan kann die Beziehung belasten und zu sexuellen Störungen und Lustlosigkeit führen.
- Die Masturbation in der Klinik (für eine Spermaprobe) fällt einigen Männer sehr schwer.
- Das Warten auf die verschiedenen Ergebnisse zehrt an den Nerven.
- Erfolglose Behandlungen sind sehr enttäuschend.
- Die Termine für Kontrolluntersuchungen bestimmen eine Zeit lang Ihren Terminplan.
- Eine Fertilitätsbehandlung beansprucht viel Aufmerksamkeit, Kraft und Zeit.
- Oftmals wird eine Fertilitätsbehandlung geheim gehalten; dies kann ein Paar schnell in die Isolation treiben.

Wie verhalten Sie sich richtig?

Eine Schwangerschaft ist keine Krankheit – auch dann nicht, wenn sie im Labor entstanden ist. In der Regel ist eine übermäßige Schonung oder Rücksichtnahme nicht erforderlich. Leben Sie Ihr Leben so gesund, unbelastet und normal wie möglich weiter.

Zyklusüberwachung (Monitoring)

Wenn die Fortpflanzung medizinisch unterstützt wird, sollte der Zyklus mittels regelmäßigen Ultraschalluntersuchungen und Hormonkontrollen vom Arzt überwacht werden.

Der Zyklus wird optimiert

Bei der Zyklusoptimierung wird mit Hormonen in den Zyklus eingegriffen, um z. B. bei sehr langen oder verkürzten Zyklen die Eizellreifung zu unterstützen und für einen guten Eisprung zu sorgen. Im Rahmen der Zyklusoptimierung wird der optimale Zeitpunkt ermittelt, zu dem dann der Geschlechtsverkehr stattfinden sollte (Verkehr zum Optimum).

Der Eisprung wird ausgelöst

Während normalerweise der Eisprung durch den natürlichen Anstieg des luteinisierenden Hormons (LH) angeregt wird, kann er durch die Gabe des Hormons hCG ausgelöst werden, dessen chemische Struktur sich nur unwesentlich von der des LH unterscheidet. Etwa 36 bis 40 Stunden nach einer hCG-Gabe ist ein Eisprung zu erwarten.

Intrauterine Insemination (IUI)

Die intrauterine Insemination ist die einfachste und am wenigsten belastende medizinische Hilfe bei der Fortpflanzung. Bei der Insemination werden der Frau in der hochfruchtbaren Phase Spermien in die Gebärmutterhöhle eingebracht mit dem Ziel, dass es anschließend zu einer „normalen" Befruchtung im Eileiter kommt.

Sollen die Spermien des Partners verwendet werden (homologe Insemination), muss dieser kurz zuvor sein Sperma im Labor abgehen. Es werden die schnellsten Spermien hausgesucht, speziell aufbereitet und mithilfe einer Spritze und eines dünnen Schlauches direkt in die Gebärmutterhöhle übertragen.

Die Insemination wird bevorzugt dann eingesetzt, wenn das Spermiogramm nicht optimal ausfällt oder wenn aufgrund von Auffälligkeiten im Bereich des Gebärmutterhalses vermutet wird, dass ein Aufsteigen der Spermien in die Gebärmutterhöhle gestört ist.

Der Insemination kann eine ein- bis dreiwöchige medikamentöse Behandlung der Frau vorangehen, bei der der das Heranreifen der Eizellen gefördert wird. Anschließend wird medikamentös ein Eisprung ausgelöst und 36 Stunden später (alternativ zweimal am 1. und 3. Tag nach der Eisprungauslösung) die Insemination durchgeführt.

Je nach Indikation liegt die Erfolgsaussicht bei der Insemination zwischen 10 und 15 Prozent pro Zyklus.

Erst wenn nach mehr als drei Inseminationsversuchen keine Schwangerschaft zustande kommt, wird auf komplexere Therapieverfahren wie In-vitro-Fertilisation oder intrazytoplasmatische Spermieninjektion zurückgegriffen.

Heterologe (donogene) Insemination

Für eine Insemination kann statt der Spermien des Partners auch Spendersamen verwendet werden. Folgende Gründe können für die Entscheidung für eine heterologe Insemination sprechen:

- völliges Fehlen von Spermien des Partners,
- Erbkrankheiten des Partners oder seiner Familie,
- vergebliche Versuche mit zuvor durchgeführten Behandlungen der In-vitro-Fertilisation oder intrazytoplasmatischen Spermieninjektion,
- schwerwiegende Infektionen (z. B. HIV) des Partners,
- ausgeprägte Rh-Inkompatibilität,
- wenn ein lesbisches Paar ein Kind möchte.

Im Rahmen einer Insemination mit Spendersamen tauchen besondere rechtliche und ethische Fragen auf, die bedacht werden müssen (siehe Seite 113).

Die Eizellreifung wird stimuliert

Die medikamentöse Stimulation der Eierstöcke ist ein wichtiger Schritt bei den modernen assistierten Reproduktionsverfahren zur Gewinnung von Eizellen. Ziel der ovariellen Stimulation ist es, den Zyklus einerseits zu harmonisieren und andererseits mit hormoneller Unterstützung möglichst viele und reife Eizellen für die Verfahren der In-vitro-Fertilisation zu gewinnen.

Die Wirkung dieser hormonellen Therapie, die je nach Vorbefund individuell geplant ist, wird mittels Ultraschall und anhand von Blutuntersuchungen überwacht.

Während es für eine natürliche Befruchtung ausreicht, wenn eine einzige Eizelle reift und befruchtet wird, ist es für den Einsatz der In-vitro-Fertilisation sinnvoll, möglichst viele Eizellen zeitgleich zur Reife zu bringen, damit bei einer Punktion auch möglichst viele Eizellen gewonnen werden können.

Achtung:
Wenn Sie innerhalb eines Zyklus, in dem die Eizellreifung hormonell stimuliert wurde, während der fruchtbaren Phase Geschlechtsverkehr haben, kann eine höhergradige Mehrlingsschwangerschaft entstehen. Geschlechtsverkehr ist in dieser Phase nicht sinnvoll.

Die Reifung der Eizellen dauert im Schnitt zehn bis zwölf Tage. Sobald die Eizellen eine gewisse Größe erreicht haben, gibt man Medikamente, um sie bis kurz vor der Sprungreife zu stimulieren. 36 Stunden danach kann dann die Entnahme der Eizellen erfolgen.

Es kann unter der Stimulation zu einem vorzeitigen Anstieg des luteinisierenden Hormons (LH) kommen, so dass die

Follikel überreif werden und spontan springen. Für eine Follikelpunktion ist solch ein Zyklus dann nicht geeignet, Stimulation und Punktion müssen abgebrochen werden.

In seltenen Fällen können die Medikamente zu einer extremen Stimulation der Eierstöcke führen, die mit Flüssigkeitsansammlung im Bauchraum einhergehen kann. Diese Symptomatik wird als Ovarielles Hyperstimulationssyndrom (OHSS) bezeichnet und tritt in etwa 1,3 Prozent aller Fälle auf. Bei einem schweren Verlauf kann eine stationäre Behandlung im Krankenhaus erforderlich werden.

Stimulation bei PCO-Syndrom

Insbesondere beim PCO-Syndrom wird die Therapie meist mit einer so genannten Downregulation eingeleitet. Mithilfe verschiedener Medikamente, z. B. mit der Antibabypille, wird zunächst die Eigentätigkeit der Eierstöcke gedrosselt, damit das gleichzeitige Wachstum der vielen Eizellen und auch ein Eisprung verhindert werden. In einem späteren Zyklus soll dann gezielt und mit medikamentöser Hilfe mindestens eine Eizelle bis zur Sprungreife zum Heranreifen gebracht werden.

Eizellpunktion

Sind genug sprungreife Follikel in einem stimulierten Zyklus herangewachsen und haben sie einen Durchmesser von mindestens 20 Millimeter, so werden sie in einem ambulanten Eingriff unter Vollnarkose oder unter örtlicher Betäubung entnommen. Die Entnahme erfolgt unter Ultraschallbeobachtung durch die Vagina.

Bei der Entnahme der Eizellen besteht ein geringes Risiko, dass es durch die verwendete Nadel zu Infektionen und Blutungen kommt.

In-vitro-Fertilisation (IVF)

In-vitro-Fertilisation ist die Befruchtung von Eizellen außerhalb des Körpers. Seitdem das erste auf diese Weise gezeugte Baby 1978 geboren wurde, ist diese Methode immer weiter entwickelt und verfeinert worden.

Bei einem Eileiterverschluss, einer deutlichen Störung der Eileiterfunktion oder bei stark funktionseingeschränkten Spermien, auch bei einer Endometriose, wenn immunologische Faktoren eine Rolle spielen oder wenn bei einer ungeklärten Sterilität eine natürliche Befruchtung nicht möglich ist, kann die In-vitro-Fertilisation das Mittel der Wahl sein, um eine Schwangerschaft auf medizinischem Wege herbeizuführen.

Nach einer hormonellen Stimulation und einer Eizellpunktion werden die gewonnen Eizellen noch am selben Tag mit den auf natürlichem Weg gewonnenen, aufbereiteten Spermien in einer speziellen Nährlösung zusammengebracht und für zwei bis drei Tage im Brutschrank aufbewahrt. Die Spermien befruchten die Eizellen, indem sie selbsttätig in die Eizellen eindringen. In etwa 50 Prozent der Fälle kommt es auf diese Weise zu einer Befruchtung.

Durch Zellteilung entwickeln sich die befruchteten Eizellen zu Embryonen weiter:

1. Tag nach der Eizellpunktion = Vorkernstadium
2. Tag nach der Eizellpunktion = Vierzellstadium
3. Tag nach der Eizellpunktion = Achtzellstadium
4. Tag nach der Eizellpunktion = 16-Zeller bis Beerenstadium (Morula)
5. Tag nach der Eizellpunktion = Beerenstadium bis Bläschenstadium (Blastozyste)

Nur etwa 30 Prozent der befruchteten Eizellen erreichen das Blastozystenstadium.

Etwa drei Tage nach der Eizellentnahme, wenn sich die Embryonen im Vier- bis Achtzellstadium befinden, werden maximal drei Embryonen mithilfe eines Katheters in die Gebärmutterhöhle eingesetzt (Embryotransfer).

Wenn statt eines Embryos die in Deutschland gesetzlich erlaubten drei Embryonen eingesetzt werden, steigt die

Schwangerschaftsrate durch In-vitro-Fertilisation von etwa 10 Prozent auf über 25 Prozent.

Falls mehr Eizellen befruchtet worden sind, als in einem Zyklus in die Gebärmutter übertragen werden, können die überzähligen Embryonen im Vorkernstadium in flüssigem Stickstoff kryokonserviert werden, um gegebenenfalls in späteren Zyklen ohne erneute Stimulation übertragen zu werden.

Intrazytoplasmatische Spermieninjektion (ICSI)

Die intrazytoplasmatische Spermieninjektion, auch Mikroinjektion genannt, ist eine Zusatzmaßnahme im Rahmen der In-vitro-Fertilisation, die angewendet wird, wenn die Spermienqualität sehr schlecht ist und man davon ausgeht, dass das Spermium nicht in der Lage ist, spontan in die Eizelle einzudringen. Bei der Mikroinjektion werden sämtliche natürlichen Barrieren für den Eintritt des Spermiums in die Eizelle umgangen.

Alle Schritte rund um die Eizellgewinnung sind wie bei der In-vitro-Fertilisation. Die Eizellen werden unter einem speziellen Mikroskop mit einer Haltepipette fixiert. Dann wird jeweils ein einzelnes vorpräpariertes Spermium mithilfe einer sehr dünnen Injektionspipette direkt in eine Eizelle injiziert. Auf diese Weise lassen sich etwa 50 bis 70 Prozent der gewonnenen Eizellen befruchten. Ebenso wie bei der In-vitro-Fertilisation beschrieben, erfolgt nach zwei bis drei Tagen der Embryotransfer.

Es gibt Untersuchungen, die belegen, dass die Missbildungsrate der Kinder, die mit intrazytoplasmatischer Spermieninjektion gezeugt worden sind, leicht erhöht ist.

Embryotransfer

Befruchtete Eizellen, die sich normal entwickeln und teilen, werden etwa zwei bis drei Tage nach der Befruchtung im Vier- bis Achtzellstadium mithilfe eines dünnen Katheters in die Gebärmutter transferiert. Der Embryotransfer ist ein schmerzfreier Eingriff, der unter Ultraschallbeobachtung erfolgt. Eine Narkose ist nicht erforderlich.

Die Anzahl der zu transferierenden Embryonen ist in Deutschland gesetzlich auf maximal drei beschränkt. Je mehr Embryonen eingesetzt werden, umso wahrscheinlicher wird eine Mehrlingsschwangerschaft.

Ob nun ein, zwei oder drei Embryonen eingesetzt werden hängt von der Entscheidung des Paares ab. Für die Entscheidung relevant ist das Alter der Frau, sowie die Qualität und Entwicklungsstufe der sich entwickelnden Embryonen.

Falls die Behandlung nicht zu einer Schwangerschaft führt, sollten in der Regel einige Monate vergehen, bis eine neue Behandlung eingeleitet wird.

Assisted Hatching

Der Embryo ist von einer festen Hülle, der Zona pellucida, umgeben und geschützt. Etwa vier bis fünf Tage nach der Befruchtung schlüpft er natürlicherweise aus dieser festen Hülle heraus, um sich in die Gebärmutter einzunisten.

Studien haben gezeigt, dass die Hüllen von Embryonen, die in vitro gezeugt wurden, und von Embryonen, die kryokonserviert waren, aber auch jene von älteren Frauen ab etwa 37 Jahre verhärtet sind und das Schlüpfen erschweren oder auch verhindern.

Mithilfe des Assisted Hatching (das englische Wort „to hatch“ bedeutet „schlüpfen“) wird versucht, diesen Embryonen das Schlüpfen aus der Eihaut zu erleichtern. Die Zona pellicuda kann mechanisch mit einer Glasnadel angekratzt werden, sie kann mithilfe der Lasertechnik an einer Stelle ausgedünnt oder mithilfe einer Säure an einer kleinen Stelle aufgelöst werden.

Bei allen Techniken besteht die Gefahr einer Verletzung des Embryos. Meist wird heute die Lasermethode bevorzugt, weil sie die Eizelle am seltensten beschädigt.

Ob mithilfe des Assisted Hatching die Einnistung eines Embryos tatsächlich wahrscheinlicher wird, konnte bislang nicht zweifelsfrei nachgewiesen werden. Einige Studien weisen zwar darauf hin, dass es in einigen Fällen zu einer erhöhten Schwangerschaftsrate kommen kann, ob das Verfahren aber zu einer erhöhten Geburtenrate führt, ist noch umstritten.

Methoden der Gewinnung von Spermien

Die Medizintechnik kann heute auch von Männern, in deren Samenflüssigkeit keine Spermien sind, mit operativen Methoden fortpflanzungsfähige Spermien gewinnen.

In den Fällen, in denen Spermien zwar produziert, aber nicht nach außen transportiert werden, gibt es verschiedene Hilfen, um entweder aus den Hoden oder den Nebenhoden Spermien zu erhalten:

- PESA (**P**erkutane **e**pididymale **S**permien**a**spiration) mittels Punktion aus den Nebenhoden
- MESA (**M**icro**e**pididymale **S**permien**a**spiration) durch Operation aus den Hodenkanälen
- TESE (**Te**stikuläre **S**permien**e**xtraktion)

Die mit TESE aus den Hoden gewonnen Spermien sind meist noch unreif. Mit einer intrazytoplasmatischen Spermieninjektion kann es aber dennoch zu einer Befruchtung kommen. Eine erfolgreiche Empfängnis durch mittels TESE gewonnene Spermien hat ein höheres Risiko für genetisch bedingte Probleme, besonders im Falle männlichen Nachwuchses. Der Arzt sollte das Paar vor Beginn einer Infertilitätsbehandlung durch TESE ausführlich entsprechend beraten.

Die operative Gewinnung von Spermien erfolgt im zeitlichen Ablauf meist deutlich vor einer geplanten intrazytoplasmatischen Spermieninjektion, um bei einem negativen Spermienbefund die Frauen nicht unnötig stimuliert zu haben. Meist werden gleich mehrere Gewebeproben entnommen und die hierbei gewonnenen Spermien eingefroren, damit sie, falls nötig, für die weitere Behandlung genutzt werden können.

Falls bei diesen Prozeduren aber keine Spermien zu finden sind, muss in einem ausführlichen Gespräch mit dem Paar geklärt werden, ob und welche anderen Möglichkeiten für sie in Frage kommen. Eine mögliche Alternative besteht in der Verwendung von Spendersamen.

Konservierung der Keimzellen

Eine Kryokonservierung der Keimzellen kann im Rahmen einer künstlichen Befruchtung sinnvoll sein. Sie wird auch angewendet, wenn aufgrund einer Erkrankung des Mannes oder der Frau eine Chemo- bzw. Strahlentherapie geplant ist, die eine Einschränkung der Fruchtbarkeit erwarten lässt, aber noch Kinderwunsch besteht (siehe Seite 70).

Befruchtete Eizellen im so genannten Vorkernstadium können mit gutem Erfolg eingefroren und später für die Herbeiführung einer Schwangerschaft verwendet werden. Von den eingefrorenen befruchteten Eizellen überstehen etwa die Hälfte bis zu zwei Drittel das Konservierungsverfahren.

Falls der Embryotransfer in einem Zyklus, bei dem in Deutschland maximal drei Embryonen eingesetzt werden dürfen, nicht zu einer Schwangerschaft führt, kann in einem späteren Zyklus ein weiterer Transferversuch unternommen werden. In den Folgezyklen muss die Gebärmutterschleimhaut lediglich auf einen Transfer und die mögliche Einnistung vorbereitet, die Eierstöcke müssen nicht stimuliert werden. So kann einer Frau die seelische und körperliche Belastung durch die Stimulation und Punktion erspart werden.

Das Embryonenschutzgesetz unterscheidet klar zwischen Eizellen und Embryonen. Überzählige (befruchtete) Eizellen dürfen verworfen oder eingefroren werden. Falls diese später nicht mehr verwendet werden sollen, können auch eingefrorene Eizellen verworfen werden. Embryonen dürfen nur in ernsthaften Notfallsituationen eingefroren werden, z. B. wenn die Frau zwischen Eizellentnahme und Embryotransfer erkrankt. Die eingefrorenen Embryonen müssen zu einem späteren Zeitpunkt eingesetzt werden. Sie dürfen nicht vernichtet werden.

Polkörperdiagnostik (PKD)

Die Polkörperdiagnostik ermöglicht eine genetische Untersuchung einer Eizelle. Ziel der Polkörperdiagnostik ist es, die Eizellen mit einer genetischen Auffälligkeit herauszufiltern und diese nicht für eine künstliche Befruchtung weiterzuverwenden.

Der Polkörper ist das Abfallprodukt einer Eizelle, die sich für die Befruchtung vorbereitet, und ist ein Spiegelbild ihrer genetischen Ausstattung.

Die Polkörperdiagnostik ist umstritten; aufgrund der kurzen Zeit, die für eine Chromosomenuntersuchung zur Verfügung steht – die Spanne zwischen Eizellpunktion bis zur Befruchtung – ist zum einen eine hohe Anzahl falsch positiver und falsch negativer Ergebnisse zu erwarten, zum anderen lässt diese Untersuchung nur Abweichungen im

Bereich des mütterlichen Chromosomensatzes erkennen. Ein weiteres Problem besteht darin, dass es schwierig ist, den Polkörper zu entnehmen, ohne der Eizelle Schaden zuzufügen.

Im Gegensatz zur Präimplantationsdiagnostik ist die Polkörperdiagnostik in Deutschland zulässig.

In-vitro-Maturation

Die In-vitro-Maturation ist eine Methode der assistierten Reproduktionstechniken bei der im Gegensatz zur In-vitro-Fertilisation die Eizellen unreif, also ohne vorherige hormonelle Stimulation, entnommen werden. Ziel ist es, die Eizellen ein bis zwei Tage lang im Reagenzglas unter Einfluss der Hormone FSH und hCG nachreifen zu lassen und sie dann erst zu befruchten.

Diese neue Methode eignet sich für Frauen mit einem PCO-Syndrom, die durch Hormongaben leicht überstimuliert werden. Sie vermeidet die Risiken einer zu starken Reaktion auf die Stimulationsbehandlung mit Hormonen. Auch Frauen, die sich wegen einer Krebserkrankung für eine spätere assistierte Fortpflanzung Eizellen entnehmen lassen möchten, profitieren von der In-vitro-Maturation. Denn so können Eizellen ohne eine intensive Hormonbehandlung und ohne größeren Zeitverzug entnommen und für die spätere Übertragung tiefgefroren werden. Weltweit wurden erst einige hundert Kinder nach einer In-vitro-Maturation geboren. Eine erhöhte Rate an Fehlbildungen konnte bislang noch nicht beobachtet werden. Wegen methodischer Schwierigkeiten wird das Verfahren aber noch nicht überall angeboten.

Durch den Wegfall der Hormonstimulation sind die Kosten für eine In-vitro-Maturation deutlich niedriger als bei einer normalen Behandlung mit In-vitro-Fertilisation.

Psychologische Betreuung

Während einer Kinderwunschbehandlung kann es neben den körperlichen Strapazen auch zu großen psychischen Belastungen kommen. Fast alle Fertilitätszentren haben Ärzte, Psychologen oder Sozialarbeiter, die sich der Seele ihrer Patienten ebenso zuwenden wie dem Körper. Sie sollten zu jedem Zeitpunkt der Behandlung für Sie ansprechbar sein und alle offenen Fragen beantworten können. Nicht selten sind die Ärzte dabei auch eine Hilfe, die Spannungen innerhalb einer Beziehung zu lösen, die aufgrund des bislang unerfüllten Kinderwunsches entstanden sind.

Die Verbesserung der seelischen Befindlichkeit kann dazu beitragen, den Erfolg einer Behandlung herbeizuführen.

Präimplantationsdiagnostik (PID)

Als Präimplantationsdiagnostik bezeichnet man ein diagnostisches Verfahren, bei dem Embryonen, die in vitro gezeugt worden sind, vor der Implantation auf genetisch bedingte Erbkrankheiten untersucht werden. Etwa drei Tage nach der Befruchtung werden dem Embryo im Vier- bis Achtzellstadium ein bis zwei Zellen entnommen und diese auf Chromosomenschäden und Erkrankungen untersucht.

Die Wahrscheinlichkeit der Einnistung eines Embryos sinkt, wenn ihm zuvor eine Zelle entnommen worden ist. Ebenso vermutet man derzeit, dass Kinder nach einer Präimplantationsdiagnostik ein erhöhtes Fehlbildungsrisiko haben.

In Deutschland ist die Präimplantationsdiagnostik verboten, unter anderem auch weil auf diese Weise Embryonen anhand genetischer Eigenschaften selektiert werden können.

Die Präimplantationsdiagnostik ist in vielen europäischen und außereuropäischen Ländern erlaubt und wird dort im Rahmen der In-vitro-Fertilisation auch durchgeführt.

Das Verbot ist in Bioethikdiskussionen heftig umstritten. Die Embryonen erfahren im Rahmen der Präimplantationsdiagnostik einen besonderen Schutz, den sie in der späteren Schwangerschaft nicht haben. Wird später im Rahmen einer Pränataldiagnostik während der Schwangerschaft eine Behinderung festgestellt, ist eine Abtreibung legal. Weil die Belastung für die Schwangere dann aber wesentlich größer sei, werde durch das Verbot der Präimplantationsdiagnostik unnötiges Leiden erlaubt, so die Argumentation der Befürworter der Präimplantationsdiagnostik.

Eizellspende

Bei einer Eizellspende wird die Eizelle einer Frau (Spenderin) mit einem Spermium in vitro befruchtet und einer anderen Frau (Empfängerin) implantiert.

Das Verfahren entspricht somit der In-vitro-Fertilisation, ist allerdings auf zwei Frauen aufgeteilt. Die Eizellen werden nach hormoneller Stimulation durch Follikelpunktion bei der Spenderin gewonnen – und die Übertragung der Embryonen erfolgt in einem hormonell regulierten Zyklus bei der Empfängerin.

Dies Verfahren kann angewendet werden, wenn bei einer Frau mit einem Kinderwunsch keine gesunden Eizellen reifen, z. B. bei zu früh eintretenden Wechseljahren (Climacterium praecox), durch Entzündungen, bei Endometriose in den Eierstöcken oder Tumorbildung.

Eizellspenden sind in Deutschland gesetzlich verboten, während sie in einigen anderen Ländern erlaubt sind und durchgeführt werden.

Therapierisiken

Alle assistierten Reproduktionstechniken sind mit unterschiedlichen gesundheitlichen Risiken verbunden.

Überstimulation der Eierstöcke

Das Ziel der Hormontherapie ist ein Heranreifen mehrerer Eizellen. Trotz sorgfältiger Ultraschall- und Blutkontrolle kann es zu einer Überstimulation kommen. Das so genannte Überstimulationssyndrom oder ovarielles Hyperstimulationssyndrom (OHSS) kann sich unter anderem bemerkbar machen durch Bauchschmerzen, Übelkeit, Wasseransammlungen im Bauchraum, Blutdruck- und Blutdichteveränderungen, Blähungen oder Stuhlunregelmäßigkeiten.

Weltweit sind etwa vier Prozent aller Frauen, deren Zyklus medikamentös stimuliert worden ist, von der schweren Form des OHSS betroffen. Falls solche Symptome während der Behandlung auftreten, sollte der Arzt umgehend informiert werden.

Follikelpunktion

Eine Follikelpunktion ist ein operativer Eingriff, der die normalen Narkose- und Infektionsrisiken mit sich bringt. In sehr seltenen Fällen können während des Eingriffs auch

Komplikationen auftreten wie Verletzungen der Nachbarorgane (Harnblase, Darm, Blutgefäße).

Mehrlingsschwangerschaften

Die Übertragung mehrerer Embryonen erhöht einerseits die Schwangerschaftsrate, birgt aber andererseits auch das Risiko der Mehrlingsschwangerschaften. In Deutschland dürfen maximal drei Embryonen in einem Zyklus übertragen werden. Obgleich nicht vorhersehbar ist, ob und wie viele Embryonen sich einnisten, liegt dadurch die Wahrscheinlichkeit einer Zwillingsgeburt bei bis zu 33 Prozent, die einer Drillingsgeburt bei bis zu vier bis fünf Prozent.

Eine Mehrlingsschwangerschaft gilt als Risikoschwangerschaft. Die Morbidität ist deutlich erhöht, und es kommt nach Mehrlingsschwangerschaften gehäuft zu Frühgeburten und erniedrigtem Geburtsgewicht. Darüber hinaus können Mehrlinge eine starke seelische Belastung für die Mütter, die Mutter-Kind-Beziehung und die Paarbeziehung sein.

Eileiterschwangerschaft

Auch wenn ein oder die Embryos im Rahmen einer In-vitro-Fertilisation fachgerecht eingesetzt werden, kann es zu einer Bauchhöhlen- oder Eileiterschwangerschaft (Extrauteringravidität) kommen. Je nach Ausgangssituation ist das

Risiko, dass es im Rahmen einer In-vitro-Fertilisation zu einer Eileiterschwangerschaft kommt, leicht erhöht und liegt bei etwa ein bis drei Prozent.

Fehlgeburten und Frühgeburten

Die statistische Fehlgeburtenrate wie auch die Wahrscheinlichkeit einer Frühgeburt sind im Rahmen einer künstlichen Befruchtung leicht erhöht.

Während normalerweise die Wahrscheinlichkeit für eine Fehlgeburt bei etwa 15 Prozent liegt, erhöht sie sich nach In-vitro-Fertilisation und intrazytoplasmatischer Spermieninjektion auf etwa 20 Prozent. Die Wahrscheinlichkeit für eine Frühgeburt liegt bei der künstlichen Zeugung bei zwei bis elf Prozent im Gegensatz zu 0,7 bis 7 Prozent normalerweise.

Kaiserschnitt

Nach In-vitro-Fertilisation ist auch das Risiko für eine Kaiserschnittgeburt deutlich erhöht. Das mag daran liegen, dass das Durchschnittsalter der Frauen mit einer Behandlung durch In-vitro-Fertilisation deutlich höher ist als das Alter der Frauen, die auf normalem Wege schwanger werden. Mit erhöhtem Alter steigt auch die Rate der Kaiserschnittgeburten.

Therapiechancen

Um die Chancen einer Kinderwunschbehandlung auch international vergleichen zu können, hat man sich darauf geeinigt, die Schwangerschaftsrate nach einem Embryotransfer zugrunde zu legen.

Den größten Einfluss auf die Erfolgschance hat das Lebensalter der Frau.

Alter der Frau	Schwangerschaftsrate
bis 35 Jahre	ca. 33 %
36 bis 40 Jahre	ca. 25 %
ab 40 Jahre	ca. 15 %

Quelle: Deutsches IVF-Register

Weitere Kriterien sind abhängig vom konkreten Problem und vom Verfahren, welches angewendet wird, und können nur individuell vom Arzt geschätzt werden.

Mit der Anzahl der Zyklen steigt allerdings die Chance auf eine Schwangerschaft. Im internationalen Vergleich aller In-vitro-Fertilisationszentren liegt die Schwangerschaftsrate bei einem Embryotransfer bei 20 bis 30 Prozent.

Schwanger?

Der erste Schwangerschaftstest wird frühestens 14 Tage nach der Embryoübertragung empfohlen. Es ist sinnvoll, schon zu diesem Zeitpunkt statt eines Urintests einen Bluttest zu machen, weil man dann nicht nur erkennen kann, ob eine Schwangerschaft vorliegt, sondern auch anhand des Schwangerschaftshormons erkennt, ob sich die Schwangerschaft zeitgerecht und gesund entwickelt.

Rechtliche Grundlagen

Es gibt verschiedene rechtliche und finanzielle Aspekte, die bei der Diagnose und Behandlung von Infertilität zu berücksichtigen sind.

Der in der Kinderwunschbehandlung tätige Arzt muss sich an das Embryonenschutzgesetz halten. Zusätzlich muss er sich an die Richtlinien halten, die von der Bundesärztekammer auf der Basis des Embryonenschutzgesetzes entwickelt wurden, und an die standesrechtlichen Regelungen und ihre detaillierten Ausführungen, z. B. die Regelungen über die erforderliche Qualifikation, die ein Arzt für die Berechtigung zur Kinderwunschbehandlung aufweisen muss.

Voraussetzungen

Damit die Krankenkassen zumindest einen Teil der Kosten für eine künstliche Befruchtung (In-vitro-Fertilisation) übernehmen, sind verschiedene Voraussetzungen zu erfüllen:

- Die Frau sollte in der Regel jünger sein als 40 Jahre und älter als 24 Jahre.
- Der Mann sollte in der Regel jünger sein als 50 Jahre und älter als 24 Jahre.
- Die Kinderlosigkeit ist mit anderen Behandlungsmethoden nicht zu beheben.

- Die Gebärmutter und mindestens ein Eierstock sind funktionstüchtig.
- Es muss bei der Frau ein Rötelnschutz bestehen.
- Beide Partner sind HIV-negativ.
- Der Mann muss überhaupt Spermien haben.

Embryonenschutzgesetz

Das Embryonenschutzgesetz regelt den gewissenhaften Umgang mit entstehendem menschlichem Leben und versucht den Missbrauch zu verhindern. Es ist eines der strengsten Europas. Vieles, was in anderen europäischen Ländern erlaubt ist, ist in Deutschland verboten. Verboten ist unter anderem:

- die Präimplantationsdiagnostik,
- die Übertragung von mehr als drei Embryonen gleichzeitig,
- das Einfrieren oder Weiterkultivieren von bereits geteilten Embryonen (Zweizellern),
- die Verwendung fremder Eizellen,
- die Leihmutterschaft,
- Experimente mit Embryonen.

Die hier geltenden Gesetze schränken im Vergleich zu den gesetzlichen Regelungen im nahe gelegenen Ausland die Behandlungsmöglichkeiten für Kinderwunschpatienten in Deutschland deutlich ein. Verboten sind:

- die Eizellenspende,
- die Behandlung außerehelicher Lebensgemeinschaften, gleichgeschlechtlicher Paare oder Frauen ohne Partner,
- die Behandlung von Paaren mit bestimmten Infektionskrankheiten.

Sozialgesetzbuch V

Im Fünften Buch des Sozialgesetzbuchs ist in § 27 geregelt, dass Versicherte der gesetzlichen Krankenversicherungen einen Anspruch auf Krankenbehandlung haben, wenn sie notwendig ist, um eine Krankheit zu erkennen, zu heilen, ihre Verschlimmerung zu verhüten oder Krankheitsbeschwerden zu lindern. Die Behandlung umfasst nach § 27a auch medizinische Maßnahmen zur Herbeiführung einer Schwangerschaft.

Kostenübernahme der Krankenkassen

Aufgrund dieser Gesetze werden die Kosten für die Diagnostik der ungewollten Kinderlosigkeit in der Regel von den gesetzlichen Krankenkassen vollständig übernommen. Die Kosten für die Behandlung der ungewollten Kinderlosigkeit allerdings werden von den gesetzlichen Krankenkassen nicht (mehr) in voller Höhe übernommen. Die Übernahme hängt unter anderem von den folgenden Voraussetzungen ab:

- Alter der Patienten,
- Familienstand,
- Status des Versicherten,
- Art der Therapie,
- Anzahl der Versuche, die unternommen werden.

Informieren Sie sich immer frühzeitig bei Ihrer Krankenkasse, welche Kosten sie im Einzelfall übernimmt, wenn Sie eine entsprechende Behandlung planen.

Steuerrechtliche Aspekte

Nach einer aktuellen Entscheidung des Bundesfinanzhofes sind die Kosten für eine künstliche Befruchtung als außergewöhnliche Belastung steuerlich absetzbar.

Insemination

Die gesetzliche Krankenkasse erstattet die Kosten für eine Insemination, wenn die Spermien des Ehemannes oder Partners verwendet werden. Wird aber eine heterologe Insemination mit Spendersamen vorgenommen, so übernehmen weder die privaten noch die gesetzlichen Krankenkassen hierfür die Kosten.

Reproduktionsmedizinische Maßnahmen

Die Kostenerstattung der gesetzlichen Krankenkassen für reproduktionsmedizinische Maßnahmen wie Inseminationen, In-vitro-Fertilisation und intrazytoplasmatische

Spermieninjektion werden im Sozialgesetzbuch V § 27a geregelt.

Bei Vorliegen der entsprechenden Voraussetzungen, werden die Kosten der ärztlichen Leistung sowie für die erforderlichen Medikamente zu 50 Prozent von der Krankenkasse erstattet. Folgende Voraussetzungen müssen für eine Kassenerstattung erfüllt sein:

- Die Partner müssen verheiratet sein.
- Es dürfen nur Eizellen bzw. Spermien der Ehepartner verwendet werden.
- Die Maßnahme muss nach ärztlicher Feststellung erforderlich sein.
- Nach ärztlicher Feststellung muss hinreichend Aussicht bestehen, dass durch die Maßnahmen eine Schwangerschaft herbeigeführt wird.
- Die Ehegatten müssen sich vor Durchführung der Maßnahmen von einem Arzt, der die Behandlung nicht selbst durchführt, über eine solche Behandlung unter Berücksichtigung medizinischer und psychosozialer Gesichtspunkte unterrichten lassen.
- Die Ehegatten müssen eine Überweisung zu einem Arzt oder einer Einrichtung haben, denen eine Genehmigung nach Sozialgesetzbuch V § 121a (Genehmigung zur Durchführung künstlicher Befruchtungen) erteilt worden ist.

- Nach Geburt eines Kindes besteht erneut Anspruch auf Leistungen zur künstlichen Befruchtung.
- Nach einer Sterilisation besteht kein Anspruch auf Leistungen zur künstlichen Befruchtung.
- Die Kryokonservierung von Spermien, imprägnierten Eizellen oder Embryonen gehört nicht in den Leistungskatalog der gesetzlichen Krankenkassen.
- Beide Ehepartner müssen HIV-negativ sein, und es muss ein ausreichender Schutz gegen die Rötelninfektion bestehen.
- Das Alter der Frau muss zwischen 25 und 40, das des Mannes zwischen 25 und 50 liegen.
- Vor Beginn der Behandlung muss der Krankenkasse ein Behandlungsplan vorgelegt werden.
- Kosten im europäischen Ausland (EU-Staaten) werden nur bei kassenzugelassenen Ärzten erstattet (wie es auch Deutschland der Fall wäre) und nur für Leistungen, die auch in Deutschland erstattungsfähig sind.
- Alle Behandlungen müssen dem Embryonenschutzgesetz konform sein.
- Bei einem Klinikaufenthalt ist eine vorherige Zusage der Krankenkasse erforderlich.
- Es werden nicht beliebig viele Versuchszyklen bezahlt.
- Eine In-vitro-Fertilisation und eine intrazytoplasmatische Spermieninjektion können bis zu dreimal wiederholt werden.

- Für einen intratubaren Gametentransfer (GIFT) übernimmt die Krankenkasse die Kosten nur bei zwei Versuchen.
- Die 50 Prozent der Kosten für eine Insemination im Spontanzyklus, gegebenenfalls nach Auslösung des Eisprunges mit hCG, gegebenenfalls nach Stimulation mit Antiöstrogenen, werden bis zu acht Mal von der Krankenkasse übernommen. Bei einer Insemination nach Stimulation mit Gonadotropinen kann der Versuch bis zu drei Mal wiederholt werden. Die Kostenerstattung der Insemination gilt jedoch nur, wenn Sperma des Ehepartners verwendet wird. Bei einer Insemination mit Spendersamen leisten die Krankenkassen keine Zuzahlung.

Private Krankenversicherungen

Die vertraglichen Regelungen der privaten Krankenversicherungen können von denen der gesetzlichen Krankenversicherungen abweichen. Meist sind die Leistungen der privaten Krankenversicherung wesentlich umfangreicher. Wer privat versichert ist, sollte der Krankenkasse vor Therapiebeginn einen Therapieplan vorlegen und diesen genehmigen lassen.

Gemischt versichert?

Bei gemischt versicherten Paaren, bei denen ein Partner gesetzlich und der andere privat versichert ist, können Probleme bei der Kostenerstattung auftreten. In diesem Fall sollten immer beide Krankenversicherungen vor einer Behandlung kontaktiert und im Detail geklärt werden, ob und welche Maßnahmen der künstlichen Befruchtung bei der jeweiligen Konstellation bezahlt werden.

Weitere Auskünfte zu diesem Thema erteilt auch der Bundesverband Reproduktionsmedizinischer Zentren Deutschlands (siehe Anhang Seite 127).

Ethische und juristische Fragen bei der Samenspende

Viele Fragen sind im Zusammenhang mit einer Samenspende juristisch ungeklärt bzw. sind einige Gesetze hierzu in Vorbereitung. Eine Samenspende wird in der Regel anonym durchgeführt, das heißt, weder Samenspender noch Samenempfängerin wissen voneinander.

Dies kollidiert allerdings mit der UNO-Kinderrechtskonvention, die das Recht der Kinder auf Kenntnis ihrer Abstammung festlegt. Mittlerweile hat der Bundesgerichtshof entschieden, dass in Deutschland das Recht auf Kenntnis der eigenen biologischen Abstammung besteht.

- Kinder haben das Recht, ab dem 16. oder 18. Lebensjahr zu erfahren, wer ihr biologischer Vater ist.
- Ärzte, die eine heterologe Insemination durchführen, müssen die Unterlagen hierfür mindestens 30 Jahre aufbewahren.
- Das ärztliche Berufsrecht sieht im Falle einer heterologen Insemination eine so genannte notarielle Voradoption vor, die bei einem Notar unterzeichnet werden muss.
- Ist das Kind mit Einwilligung eines Paares durch künstliche Befruchtung mittels Samenspende eines Dritten gezeugt worden, so ist die spätere Anfechtung der Vaterschaft durch den Mann oder die Mutter ausgeschlossen.
- Ein durch Spendersamen gezeugtes Kind, welches ehelich geboren wurde, besitzt die Rechtsstellung eines ehelichen Kindes mit allen Rechten und Pflichten der Eltern gegenüber ihrem Kind und allen Rechten und Pflichten des Kindes gegenüber seinen Eltern, wie z. B. Unterhaltspflicht und Erbrecht.
- Vaterpflichten hat ein Samenspender in der Regel nicht. Das Paar, das sich für eine heterologe Befruchtung entscheidet, unterzeichnet eine entsprechende Vereinbarung beim Arzt, in der es den Samenspender von allen finanziellen Ansprüchen, die das Kind einmal an ihn stellen könnte, freistellt.
- Unter Umständen aber wäre der biologische Vater unterhaltspflichtig, wenn die rechtlichen Eltern das Kind nicht mehr versorgen können.

(Wann) sollen wir es unseren Kindern sagen?

Die Frage, ob Eltern ihrem Kind mitteilen müssen, wenn es mit Spendersamen gezeugt worden ist, ist umstritten. Nachdem das Thema lange Zeit tabuisiert war, geht der Trend dahin, den Kinder rechtzeitig mitzuteilen, dass sie zwei Väter haben, einen biologischen Vater und einen sozialen und rechtlichen Vater. Paare, die darüber nachdenken mithilfe der heterologen Insemination schwanger zu werden, sollten sich rechtzeitig und eingehend mit dieser Problematik befassen.

Lexikon

Abort Fehlgeburt

Adhäsiolyse Operativer Eingriff zur Lösung von Verwachsungen

Adipositas Übergewichtigkeit

AGS → Androgenitales Syndrom

AIDS (Acquired Immune Deficiency Syndrome) Schwächung der körpereigenen Immunabwehr durch eine Virusinfektion (HIV)

Alopezie Schütteres Haupthaar

Amenorrhoe Fehlende Menstruationsblutung oder maximal ein Zyklus in 6 Monaten

Androgene Überbegriff für männliche Geschlechtshormone

Androgenitales Syndrom Angeborene oder erworbene Erkrankung, bei der zu viele männliche Geschlechtshormone im Körper vorhanden sind

Andrologie Männerheilkunde, Spezialgebiet der Medizin für Störungen der Zeugungsfähigkeit

Antikörper Körpereigener Abwehrstoff

Anovulation Fehlender Eisprung

Acquired Immune Deficiency Syndrome → AIDS

Assisted Hatching Einritzen der äußeren Hülle des Embryos zur Erleichterung seiner Einnistung

Assistierte Reproduktion Ärztliche Maßnahmen bei der Behandlung steriler Paare zur Herbeiführung einer Schwangerschaft

Asthenozoospermie Befund bei der Analyse der Samenflüssigkeit

Aszites Flüssigkeit im Bauchraum z. B. durch Überstimulation der Eierstöcke

Auslösespritze hCG-Spritze zum Auslösen des Eisprungs

Baby-take-home-Rate Ein Wert für die Wirksamkeit einer Sterilitätsbehandlung. Er gibt an, wie viele der behandelten Paare tatsächlich ein lebensfähiges Kind bekommen. (→ Schwangerschaftsrate)

Basaltemperatur Aufwachkörpertemperatur, die gemessen wird, um Informationen über den Eisprung zu erhalten

Befruchtung → Fertilisation

Blastozyste Fortgeschrittenes Teilungsstadium eines frühen Embryos

Blautest → Chromopertubation

Cervicalsekret → Zervixschleim

Chromosomen Träger der Erbinformationen

Chromopertubation auch Blautest genannte Untersuchung der Eileiter mithilfe eines blauen Farbstoffs im Rahmen einer Laperoskopie

Climacterium praecox → Vorzeitige Wechseljahre

Corpus luteum → Gelbkörper

Diabetes mellitus Zuckerkrankheit

Down Regulation Verringerung der körpereigenen Hormonausschüttung

ECB → Extracorporale Befruchtung

Ejakulat Die Menge an männlicher Samenflüssigkeit, die beim Orgasmus ausgestoßen wird

Ejakulation Ausstoßung einer Portion männlicher Samenflüssigkeit beim Orgasmus

Embryo Ungeborenes Kind in den ersten 12 Wochen

Embryotransfer Übertragen des in vitro gezeugten Embryos in die Gebärmutter

Endometriose Gebärmutterartiges Gewebe außerhalb der Gebärmutter

Endometrium Gebärmutterschleimhaut

EUG → Extrauteringravität

Extracorporale Befruchtung (ECB) Befruchtung einer Eizelle außerhalb des Körpers

extrauterin Außerhalb der Gebärmutter

Extrauteringravität (EUG) Eileiter oder Bauchhöhlenschwangerschaft

Fertilisation Befruchtung

Fetus Das ungeborene Kind nach der 12. Woche

Fimbrientrichter Trichterförmige Öffnung des Eileiters zur Aufnahme der Eizelle

Follikel Mit Flüssigkeit gefülltes Eibläschen, in dem sich die Eizelle befindet

Follikelpunktion Absaugen der Follikel zur Gewinnung von Eizellen

Follikelstimulierendes Hormon (FSH) Hormon, dass das Wachstum und die Entwicklung der Eizelle fördert

Fötus → Fetus

FSH → Follikelstimulierendes Hormon

Gameten Keimzellen (Eizellen und Spermien)

Gelbkörper (Corpus luteum) aus dem Follikel im Eierstock nach dem Eisprung entstehende Zellen

Gelbkörperschwäche → Lutealinsuffizienz

GIFT → Intratubarer Gametentransfer

GnRH → Gonadotropin-Releasing-Hormon

GnRH-Analogon Medikament zur Hemmung der Ausschüttung von → LH und → FSH

GnRH-Antagonist Medikamente, die die Ausschüttung von → LH und → FSH verhindern

Gonadotropin → Gonadotropin-Releasing-Hormon

Gonadotropin-Releasing-Hormon Hormone, durch die Hoden und Eierstöcke angeregt werden (→ LH und → FSH)

Gravität Schwangerschaft

hCG → Humanes Choriongonadotropin

Heterologe Insemination Insemination mit Spendersamen

Hirsutismus Männliches Verteilungsmuster der Terminalhaare (Langhaare)

Homologe Insemination Insemination mit dem Samen des Partners

Hormon Körpereigener Botenstoff

Humanes Choriongonadotropin (hCG) Hormon, das im frühen Stadium (und nur dann) einer Schwangerschaft gebildet wird

Hyperandrogenämie Erhöhte Menge an Androgenen im Blut

Hyperprolaktinämie Erhöhte Menge an Prolaktin im Blut

Hypophyse Hirnanhangdrüse

Hypothalamus Übergeordnete Hormonsteuerdrüse im Zwischenhirn, die die Funktion der Hypophyse steuert

Hypothyreose Schilddrüsenunterfunktion

ICSI → Intrazytoplasmatische Spermieninjektion

Ideopatische Sterilität Ungeklärte Sterilität ohne Nachweis körperlicher oder seelischer Ursachen

Immunobead-Test (IBT) Test auf Antikörper im Blut, Sperma oder Zervixschleim

Immunologische Sterilität Durch körpereigene Abwehrkräfte hervorgerufene Sterilität

Immunsyste Das körpereigene Abwehrsystem

Implantation Einnisten des Embryos in die Gebärmutterschleimhaut

Impoten Hier: Erektionsstörung

In-vitro-Fertilisation (IVF) Überbegriff (von lateinisch „vitrum" – „Glas") für alle Befruchtungsformen außerhalb des Körpers

Infertilität Unfruchtbarkeit

Insemination Einspritzen von Spermien in die Gebärmutterhöhle

Intratubarer Gametentransfer (GIFT) Einspülen der nach ovarieller Stimulation und anschließender Punktion gewonnenen Eizellen (maximal drei) gemeinsam mit Spermien in einen Eileiter. Die eigentliche Befruchtung findet im Eileiter statt. Diese Methode wird wegen der häufigen Eileiterschwangerschaften kaum noch angewandt.

Intrazytoplasmatische Spermieninjektion (ICSI) Injektion eines einzigen Spermiums in eine Eizelle

IVF → In-vitro-Fertilisation

Karenzzeit Zeit der sexuellen Enthaltsamkeit

Kryokonservierung Tiefgefrierkonservierung

Kryozyklus Menstruationszyklus einer Frau, in dessen Verlauf eingefrorene Vorkernzellen aufgetaut und transferiert werden

Leihmutterschaft Austragen der Schwangerschaft durch eine andere Frau, von der die befruchtete Eizelle nicht stammt. Leihmutterschaft ist in Deutschland nicht erlaubt.

LH → Luteinisierendes Hormon

Lutealinsuffizienz (Gelbkörperschwäche) ungenügende Bildung des Gelbkörperhormons nach dem Eisprung, das für die Einnistung des Embryos notwendig ist.

Luteinisierendes Hormon (LH) Hormon, das gemeinsam mit dem → FSH auf die Keimdrüsen wirkt

MAR-Test (Mixed antiglobulin Reaction) Antikörpertest bei Spermien

Mikroinjektion → Intrazytoplasmatische Spermieninjektion

Mikroinseminatio → Intrazytoplasmatische Spermieninjektion

Myom Gutartiges Muskelgeschwulst in oder an der Gebärmutter

Neuralrohrdefekt Fehlbildung in der Embryonalentwicklung, bei dem es zu einem unvollständigen Verschluss des Neuralrohrs gekommen ist

Normizoospermie Befund bei der Analyse der Samenflüssigkeit

OHSS → Ovarielles Hyperstimulationssyndrom

Oligomenorrhoe Zyklusdauer von mehr als 35 Tage

Oligozoospermie Befund bei der Analyse der Samenflüssigkeit

Östrogen Weibliches Hormon, das vor allem im Follikel produziert wird

Ovar Eierstock

Ovarielles Hyperstimulationssyndrom (OHSS) Hyperstimulation der Eierstöcke im Rahmen einer hormonellen Stimulation der Eierstöcke für eine Eizellpunktion

Ovulation Eisprung

Ovum Eizelle

PCO → Poyzystisches Ovar

PCO-Syndrom → Syndrom der Polyzystischen Ovarien

PID → Präimplatationsdiagnostik

Plazenta Mutterkuchen

Polyzystisches Ovar Eierstock mit vielen kleinen Zysten

Postkoitaltest Untersuchung des Zervixschleims nach dem Geschlechtsverkehr

Präfertilitätsdiagnosti → Polkörperdiagnostik

Präimplantationsdiagnostik (PID) Untersuchungen an Embryonen, die in vitro gezeugt wurden

Polkörperdiagnostik Verfahren zur genetische Untersuchung einer Eizelle im Rahmen einer künstlichen Befruchtung

Progesteron (Gelbkörperhormon) Hormon, das zum Aufbau der Gebärmutterschleimhaut notwendig ist

Prolaktin Hormon, das in der Hypophyse gebildet wird und u. a. zur Brustvergrößerung und zu spontanem Milchfluss führt

Samenfaden → Spermium

Samenzelle → Spermium

Schwangerschaftsrate Ein Wert für die Wirksamkeit einer Sterilitätsbehandlung. Er gibt an, wie viele der behandelten Paare schwanger werden. (→ Baby-take-home-Rate)

Screening Reihenuntersuchung einer Bevölkerungsgruppe zur Entdeckung von Krankheiten mittels einfacher Diagnosemethoden

Sperma Samenflüssigkeit (Samenplasma) mit den darin enthaltenen Spermien

Spermaantikörper Körpereigene Abwehrstoffe gegen Spermien beim Mann oder bei der Frau

Spermatozoon → Spermium

Spermien Plural von → Spermium

Spermiogramm Analyse von Spermienqualität und -quantität

Spermiu Männliche Keimzelle, auch Samenzelle, Samenfaden oder Spermatozoon genannt

Stein-Leventhal-Syndrom → Syndrom der Polyzystischen Ovarien

Sterilität Ungewollte Kinderlosigkeit

Stimulation Förderung des Heranreifens von Follikeln z. B. durch Hormone

Syndrom der Polyzystischen Ovarien Stoffwechselstörung, bei der die Eierstöcke viele kleine Zysten aufweisen; früher auch als Stein-Leventhal-Syndrom bezeichnet

Teratozoospermie Befund bei der Analyse der Samenflüssigkeit.

TESE → Testikuläre Spermienextraktion

Testikuläre Spermienextraktion (TESE) Gewinnung von Spermien aus dem Hoden

Testosteron Männliches Geschlechtshormon

Tube Eileiter

Uterus Gebärmutter

Vorzeitige Wechseljahre (Climacterium praecox) Symptome der Wechseljahre, die vor dem 35. Lebensjahr eintreten.

VZO Verkehr zum Optimum

Zervixschleim Sekret im Gebärmutterhals

Zygote Befruchtete Eizelle

Zyste Mit Flüssigkeit gefüllter Hohlraum

Adressen

Bundesverband Reproduktionsmedizinischer Zentren
Torstraße 140
10119 Berlin
Tel.: 030 39494738
www.repromed.de
Hier finden Sie eine Liste der repromedizinischen Zentren in Deutschland, die dem Verband angeschlossen sind.

Deutsches IVF Register
www.deutsches-ivf-register.de
Das Deutsche IVF-Register ist eine Maßnahme der Qualitätssicherung, die seit 1982 Daten aus dem Bereich der humanen Reproduktionsmedizin in Deutschland erhebt.

FertiPROTEKT
www.fertiprotekt.de
Netzwerk, das Frauen und Männern vor und nach einer Chemo- oder Strahlentherapie die Möglichkeit gibt, sich nach neuesten wissenschaftlichen Erkenntnissen hinsichtlich ihrer Fruchtbarkeit beraten und ggf. auch Maßnahmen zum Schutz ihrer Fruchtbarkeit durchführen zu lassen.

Wunschkind e. V.
Fehrberlinerstraße 92
10119 Berlin
Tel./Fax: 0180 5002166
www.wunschkind.de
Verein der Selbsthilfegruppen für Fragen ungewollter Kinderlosigkeit.

BzgA
www.familienplanung.de
Die Bundeszentrale für gesundheitliche Aufklärung bietet hier Informationen für Paare mit unerfülltem Kinderwunsch.

Ovula
www.ovula.de
Versandhandel für Schwangerschafts- und Ovulationstest im Internet.